Dr. Heike Raab

Richtig einkaufen Adipositas-OP

Lebensmittel, Checklisten, Vitamine, Nährstoffe

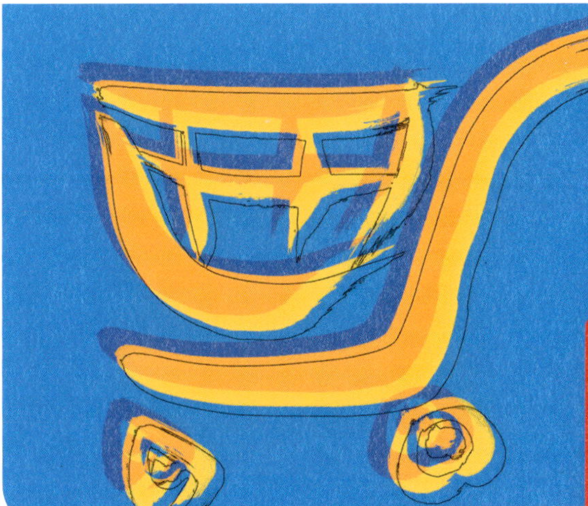

TRIAS

Inhalt

Liebe Leserin, lieber Leser,

die erste Auflage dieses Buches erschien vor vier Jahren. Sie fand ein so großes Interesse, dass bereits eine Neuauflage erforderlich ist. In der Zwischenzeit hat sich einiges getan. Es gibt viele neue Lebensmittel, die Sie als pflanzliche Alternative zu Milch und Milchprodukten sowie zu Wurstwaren und Fleisch essen können. Diese und auch mit Protein angereicherte Lebensmittel wurden ergänzt und sind nun in dieser aktualisierten, zweiten Auflage zu finden.

Wie Sie wissen, ist die Adipositas-OP ein gutes Hilfsmittel, nicht nur um Gewicht abzunehmen, sondern vor allem, um das erreichte Gewicht zu halten. Nach der OP ist es besonders wichtig, dass Sie gut mit bestimmten Nährstoffen versorgt sind. So sollten Sie ausreichend Protein essen und Vitamine und Mineralstoffe in den empfohlenen Mengen regelmäßig supplementieren. Auf diese Weise können Sie Mangelerscheinungen vorbeugen.

Seit vielen Jahren bin ich im Bereich der Adipositas-Chirurgie tätig. Insbesondere in der Nachsorge zeigt sich, dass Protein ein sehr wichtiges Thema ist, nicht nur direkt nach der OP, sondern auch bei Betroffenen, die schon vor vielen Jahren operiert wurden.

Dieser Ratgeber soll Ihnen nun die Auswahl an Protein erleichtern und Ihnen einen guten Überblick über den Proteingehalt verschiedenster Lebensmittel geben, damit Sie abwechslungsreich essen können und alle Nährstoffe erhalten, die Sie benötigen.

Auch die regelmäßige Einnahme von Vitaminen und Mineralstoffen ist ein wichtiger Punkt in der Nachsorge. Sie finden in dem Ratgeber Beschreibungen und die aktuellen Supplementationsempfehlungen zu einzelnen Vitaminen und Mineralstoffen, deren Aufnahme nach der OP schwierig werden kann.

Ich hoffe, Ihnen mit diesem Ratgeber hilfreiche Informationen geben zu können, damit Sie immer gut versorgt sind.

Ihre Dr. Heike Raab

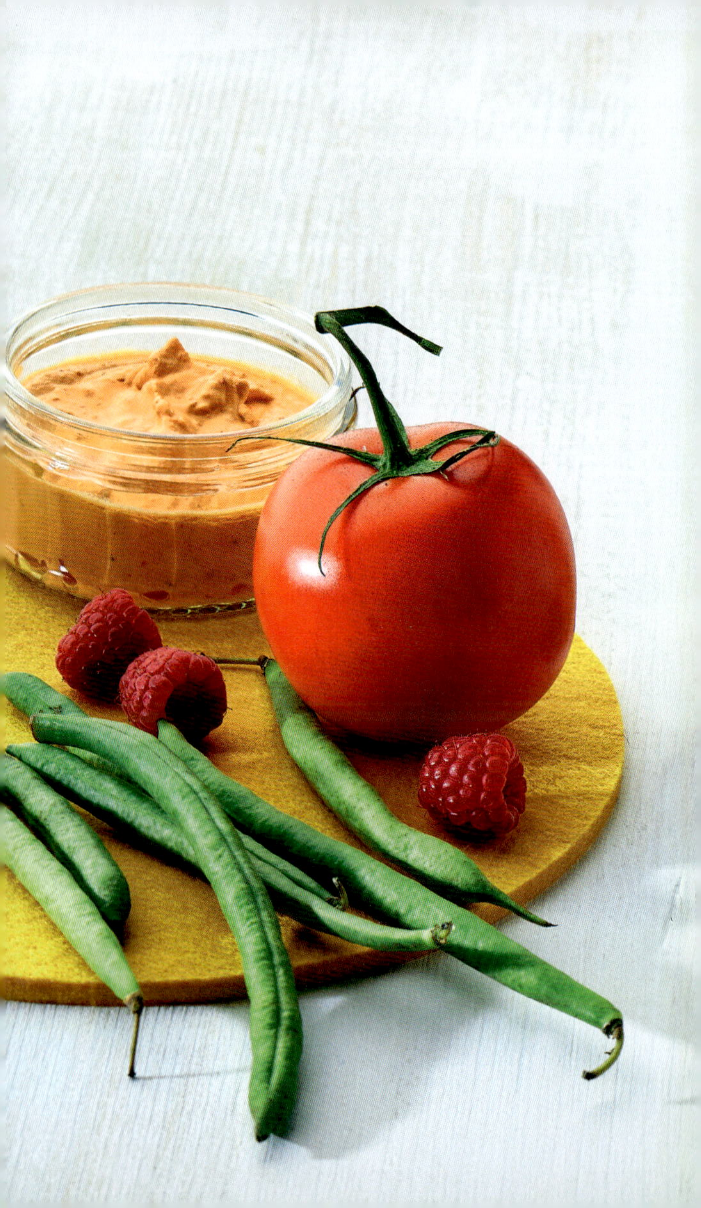

Gut versorgt nach der OP

Sie haben es geschafft und schon einen tollen Erfolg erreicht. Nun heißt es, weiterhin gut mit allen Nährstoffen versorgt zu sein.

Adipositas-Operationen

Eine Operation kann Ihnen dabei helfen, Ihr Gewicht zu reduzieren und das erreichte Gewicht zu halten.

Die Adipositas-Chirurgie kennt verschiedene Operationsverfahren, den Magen zu verkleinern und damit das Abnehmen und das Gewichthalten dauerhaft zu unterstützen. Die Operation ist dabei aber nur ein Hilfsmittel. Entscheidend für den dauerhaften Erfolg ist die langfristige Veränderung der Ess- und Bewegungsgewohnheiten, die nicht immer einfach ist. Unterstützung dabei bekommen Sie in Ihrem Adipositas-Zentrum, bei Ihrer Ernährungsfachkraft und in der Selbsthilfegruppe (www.adipositasverband.de).

Prinzipiell lassen sich restriktive, malabsorptive und kombinierte Verfahren unterscheiden. Bei einer restriktiven Methode (Einschränkung) wie z. B. dem Schlauchmagen wird das Magenvolumen verringert. Dadurch wird mit kleinen Portionen ein Sättigungsgefühl erreicht. Bei kombinierten Verfahren wie z. B. dem Magenbypass wird der Magen verkleinert (Restriktion) und ein bestimmter Teil des Darms umgangen, wodurch es zu einer schlechteren Aufnahme bestimmter Nährstoffe kommt (Malabsorption).

Auf den nachfolgenden Seiten werden Ihnen die häufigsten Operationsverfahren nochmals kurz dargestellt.

Info

Nach allen OPs gilt: Eine begleitende Veränderung der Ess- und Bewegungsgewohnheiten sowie die regelmäßige und lebenslange Einnahme von Vitaminen und Mineralstoffen (Supplementation) ist absolut notwendig für einen langfristigen Erfolg!

Der normale Verdauungsweg

Damit Sie das Wirkprinzip Ihrer Operation besser verstehen können, sollten Sie wissen, wie der normale Verdauungsweg funktioniert.

Im Mund wird das Essen durch Kauen zerkleinert und mit Speichel vermischt. Hier werden bereits Kohlenhydrate grob aufgespalten. Danach gelangt das Essen durch die Speiseröhre in den Magen und wird dort mit Magensäure und proteinspaltenden Enzymen vermengt. Die Eiweißverdauung beginnt. Der Magen dient als Speicher und gibt portionsweise über den Magenpförtner (Pylorus) den Nahrungsbrei in den Dünndarm, genauer in den Zwölffingerdarm (Duodenum), ab.

Dort wird die Nahrung mit Gallensäuren und Verdauungssäften (Enzymen) aus der Bauchspeicheldrüse vermischt. Kohlenhydrate, Fette und Proteine werden aufgespalten. Hier wird auch der größte Teil von Eisen und Kalzium aufgenommen. Der Nahrungsbrei wird durch Darmbewegungen voranbewegt. Im Leerdarm (Jejunum) werden die Nährstoffe ins Blut aufgenommen (resorbiert). Der weitere Abschnitt des Dünndarms heißt Krummdarm (Ileum). Hier werden die restlichen Nährstoffe resorbiert.

Unverdaute Nahrungsbestandteile, wie Ballaststoffe, werden in den Dickdarm weitergeleitet und zum Teil weiter aufgespalten. Der Speisebrei wird eingedickt und als Stuhl ausgeschieden.

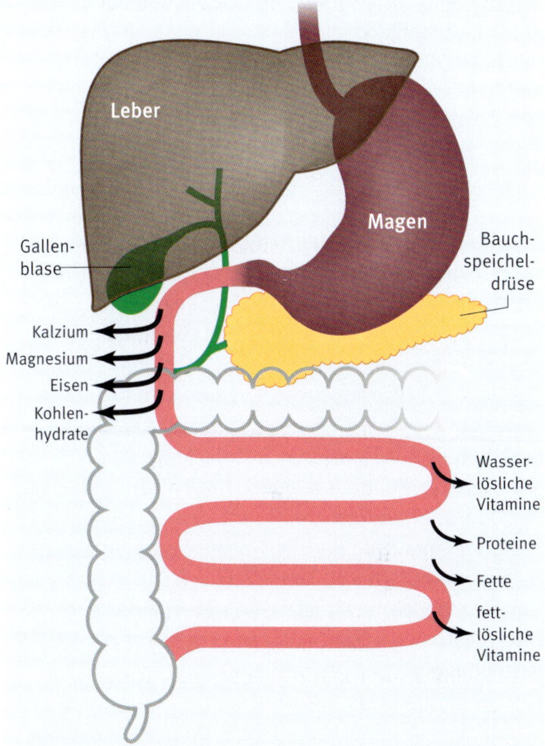

So sieht der normale Verdauungsweg aus.

Schlauchmagen

Die Schlauchmagen-Operation gehört zu den restriktiven Verfahren in der Adipositas-Chirurgie. Sie gilt als Standardverfahren und wird weltweit neben der Magenbypass-Operation am häufigsten durchgeführt. Hier wird ein großer Teil des Magens in der Längsachse abgetrennt. Diese Operation kann nicht mehr rückgängig gemacht werden, da der abgetrennte Magenanteil aus dem Bauchraum entfernt wird.

Es entsteht ein schmaler, schlauchförmiger Restmagen, der ein Volumen von etwa 70–150 ml hat. Somit vermitteln bereits kleine Nahrungsmengen ein ausgeprägtes Sättigungsgefühl. Der Darm bleibt unverändert. Gleichzeitig kommt es zu einer Beeinflussung des Hungerhormons Ghrelin. Dieses ist an der Regulierung der Energieaufnahme des Körpers beteiligt. Es wird in einem Teil des Magens, dem sogenannten Fundus, gebildet. Dieser wird jedoch bei der Operation entfernt, wodurch der Ghrelinspiegel nach der Operation deutlich absinkt und weniger Hungergefühl auftritt. Der Effekt von Ghrelin auf die Gewichtsabnahme ist allerdings nicht eindeutig, da Ghrelin auch in anderen Organen des Körpers gebildet werden kann.

Vitamine und Mineralstoffe müssen lebenslang supplementiert werden.

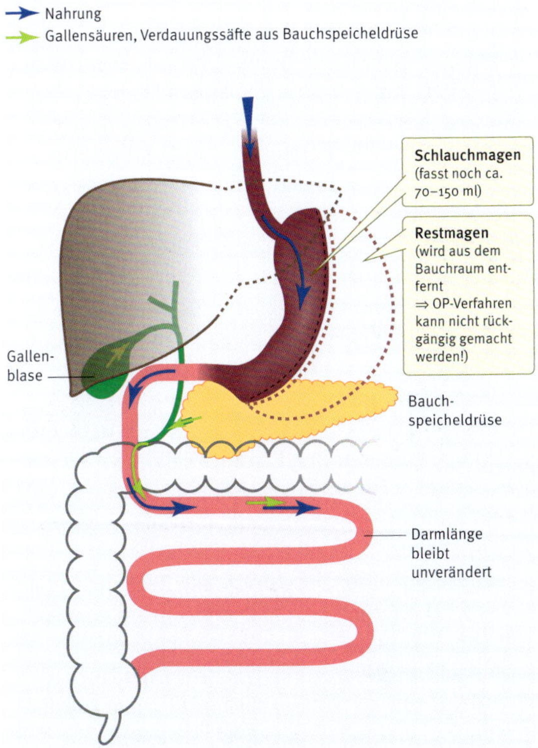

Folgende Vitamine und Mineralstoffe müssen lebenslang supplementiert werden:

Multivitamin mit Mineralstoffen, Kalzium, Vitamin D, Vitamin B_{12} und Eisen.

Magenbypass (Roux-Y-Magenbypass)

Der Magenbypass ist ebenfalls ein Standardverfahren. Diese Operation hat durch den kleinen Magenpouch einen restriktiven Anteil und einen malabsorptiven Anteil, da durch die Umgehung eines Teils des Dünndarms Nährstoffe schlechter aufgenommen werden.

Am Mageneingang wird ein etwa 15–20 ml kleiner Vormagen (Magenpouch) gebildet. Der Hauptteil des Magens wird blind verschlossen und verbleibt in seiner ursprünglichen Lage im Bauchraum.

Der Dünndarm wird durchtrennt. Der obere Abschnitt (Zwölffingerdarm und oberer Teil des Leerdarms) wird umgangen. In diesen Bereich, auch biliopankreatischer Schenkel genannt, münden die Verdauungssäfte aus der Bauchspeicheldrüse und die Gallensäuren.

Der unterhalb dieser Durchtrennung liegende Teil des Darms wird hochgezogen und mit dem Magenpouch verbunden (1. Anastomose). Die Nahrung gelangt somit durch den kleinen Magen direkt in diesen Darmabschnitt (alimentärer Schenkel). Eine zweite Anastomose verbindet die beiden Schenkel.

Es treten auch hier hormonale Veränderungen auf. Menschen mit Diabetes profitieren besonders von einem Magenbypass.

Supplemente müssen regelmäßig und lebenslang eingenommen werden.

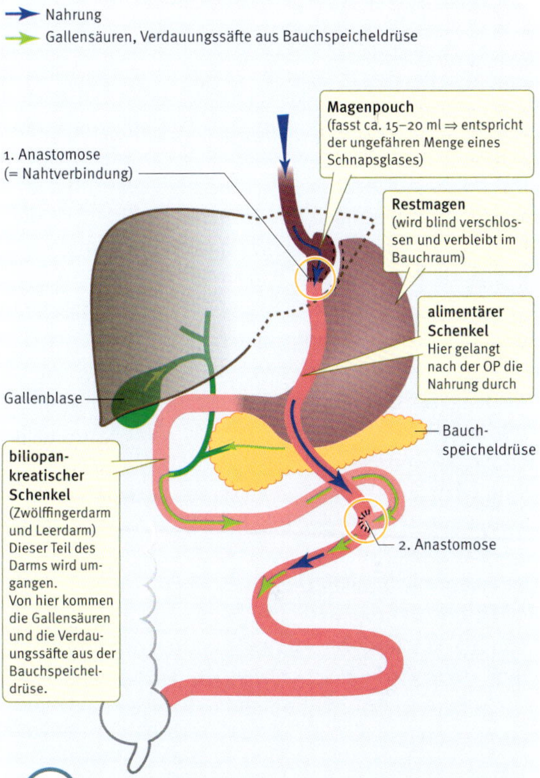

Folgende Vitamine und Mineralstoffe müssen lebenslang supplementiert werden:

Multivitamin mit Mineralstoffen, Kalzium, Vitamin D, Vitamin B_{12} und Eisen.

Ein-Anastomosen-/Mini-Magen-bypass (OAGB/MGB)

Dieses Verfahren ist eine besondere Form der Magenbypass-Chirurgie und wird als Ein-Anastomosen-/Mini-Magenbypass bezeichnet, da es bei diesem Verfahren nur eine neue Nahtverbindung (Anastomose) zwischen Magenpouch und Dünndarm gibt. Bekannt ist diese Operation auch unter der Bezeichnung Omega-Loop-Bypass. Bei diesem Verfahren wird am Mageneingang ein etwa 50 ml fassender schmaler und eher länglicher Magenpouch gebildet. Der Hauptteil des Magens wird hier ebenfalls blind verschlossen und ausgeschaltet. Der Magenpouch wird anschließend mit dem Dünndarm verbunden. Beim Mini-Magenbypass werden meist 200 cm, teils auch 150 cm Dünndarm von der Nahrungspassage ausgeschaltet (biliopankreatischer Schenkel).

Der Hauptmechanismus ist zum einen wiederum die Restriktion der Essensmenge aufgrund des kleinen Magens. Zum anderen kommt es durch die Länge des biliopankreatischen Schenkels zu einer schlechteren Aufnahme von Nährstoffen und teilweise zu Fettverdauungsstörungen.

Vitamine und Mineralstoffe müssen zur Vermeidung von Mangelerscheinungen regelmäßig und lebenslang eingenommen werden.

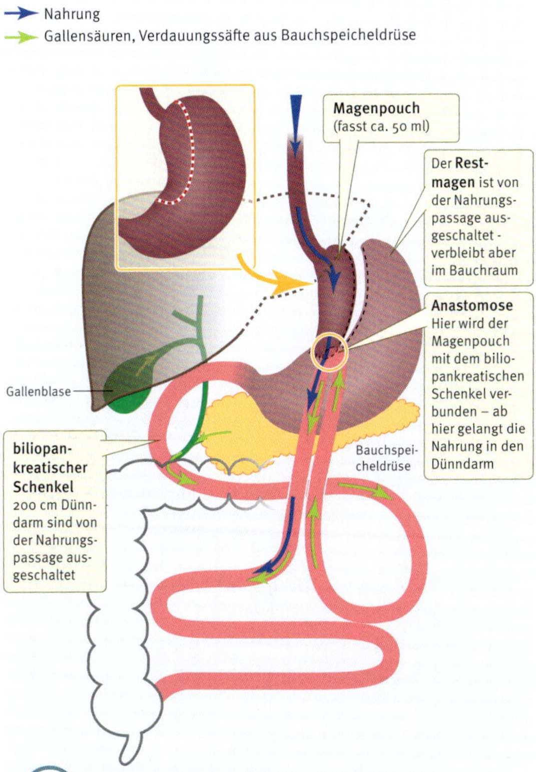

Folgende Vitamine und Mineralstoffe müssen lebenslang supplementiert werden:

Multivitamin mit Mineralstoffen, Kalzium, Vitamin D, Vitamin B_{12} und Eisen.

Den Proteinbedarf decken

Protein gehört neben den Kohlenhydraten und Fetten zu den Hauptnährstoffen. Nach der Operation ist Protein besonders wichtig für Sie.

Protein (Eiweiß) ist ein wesentlicher Bestandteil des Körpers und hat verschiedenste Aufgaben:

- Baustein für Zellen und Gewebe (z. B. Muskeln, Organe, Blut)
- Baustein für Hormone (z. B. Insulin)
- Baustein für Enzyme (sind wichtig für Stoffwechselvorgänge)
- Bestandteil des Immunsystems
- Baustein für Gerinnungsfaktoren der Blutgerinnung
- Transport von Nährstoffen im Blut (z. B. Fette, Eisen)
- Strukturproteine (Kollagene) der Haut, des Bindegewebes und der Knochen
- Keratinstruktur wie Haare und Nägel

Unsere Körperzellen müssen ständig erneuert werden, dafür benötigen sie Protein. Deshalb ist der Körper auf eine tägliche Proteinzufuhr angewiesen.

Wie viel Protein brauche ich?

Die empfohlene Proteinzufuhr des Erwachsenen beträgt 0,8 g pro kg Körpergewicht, bezogen auf das Referenzgewicht. Dieses entspricht dem Gewicht eines BMI von 22 kg/m^2. Für Menschen, die älter sind als 65 Jahre, werden 1,0 g Protein pro kg Körpergewicht (Normalgewicht) empfohlen. Bei Übergewicht (BMI > 25 kg/m^2 bei Erwachsenen) wird das Normalgewicht für die Berechnung herangezogen. Hierbei handelt es sich um die Empfehlungen der Deutschen Gesellschaft für Ernährung (DGE) von 2017.

Nach der Adipositas-Operation ist es besonders wichtig, auf eine ausreichende Proteinzufuhr zu achten. In der ersten Phase der starken Gewichtsreduktion werden 1,2 g Protein pro kg Körpergewicht, auch hier auf das Normalgewicht bezogen, empfohlen. Bei den Operationsverfahren biliopankreatische Diversion (BPD) bzw. biliopankreatische Diversion mit Duodenalswitch (BPD-DS) werden sogar 1,5–2,0 g Protein pro kg Körpergewicht benötigt. Zur Gewichtsstabilisierung werden 0,8–1,2 g pro kg Körpergewicht empfohlen. Dies entspricht einer Menge von etwa 60–80 g Protein pro Tag, bei BPD/BPD-DS sollten es 80–100 g pro Tag sein.

Dies sind die Empfehlungen der amerikanischen Fachgesellschaft ASMBS (American Society for Metabolic and Bariatric Surgery) von 2020.

Was passiert, wenn ich zu viel Protein esse?

Nach der Operation und insbesondere in der ersten Zeit nach dem Eingriff werden Sie kaum zu viel Protein essen. Im Gegenteil – viele Patienten und Patientinnen erreichen nur mit Mühe die empfohlene Menge von 60–80 g bzw. 80–100 g Protein pro Tag.

Somit ist es sehr unwahrscheinlich, dass Sie zu viel Protein essen. Allerdings kann bei Erwachsenen mit einer eingeschränkten Nierenfunktion eine erhöhte Proteinzufuhr zu einer Verschlechterung der Nierenfunktion führen.

Wie entsteht und zeigt sich ein Proteinmangel?

Aufgrund der OP kann es zu einer schlechten Versorgung mit Protein und eventuell auch Mangelerscheinungen kommen. Eine Ursache hierfür ist die Größe des Magenpouches. Zum einen passen nur noch kleine Portionen in den Magen und zum anderen können auch Unverträglichkeiten bestimmter Lebensmittel auftreten. So kann beispielsweise langfaseriges Fleisch infolge der geringeren Menge an Magensäure nicht mehr so gut verdaut werden und deshalb zu Unwohlsein führen. Auch Essgewohnheiten spielen eine wichtige Rolle. Mögen Sie proteinhaltige Lebensmittel und vertragen Sie diese? Und zu guter Letzt hängt die Proteinaufnahme vom Operationsverfahren ab. Beim Schlauchmagen kann das Protein gut resorbiert werden, bei einem malabsorptiven Verfahren wird die Aufnahme auch von der Länge der Resorptionsstrecke beeinflusst.

Mangelsymptome Anzeichen eines Mangels können Haarausfall und allgemeine Schwäche sein.

Proteine sind aus Aminosäuren aufgebaut

Aminosäuren sind die Bausteine, aus denen Proteine zusammengesetzt sind. Es gibt 20 verschiedene Aminosäuren, die vom menschlichen Körper zum Aufbau von Protein verwendet werden. Von diesen 20 Aminosäuren sind

- neun unentbehrlich (früher: essenziell), sie müssen also mit der Nahrung aufgenommen werden, weil der menschliche Körper sie nicht selbst bilden kann.
- elf entbehrliche (früher: nicht essenzielle) Aminosäuren. Diese können im Körper aus anderen Aminosäuren aufgebaut werden.

Verzweigte Aminosäuren heißen BCAA

Als BCAA (Abkürzung für: Branched Chain Amino Acids) bezeichnet man die verzweigtkettigen Aminosäuren Valin, Leucin und Isoleucin, die zu den unentbehrlichen Aminosäuren zählen und somit mit dem Essen aufgenommen werden müssen. Diese Aminosäuren werden direkt in die Muskulatur aufgenommen und müssen nicht, wie die anderen Aminosäuren, über die Leber verstoffwechselt werden. BCAAs können den Muskelaufbau unterstützen und sind in allen proteinhaltigen Lebensmitteln enthalten.

Was bedeutet biologische Wertigkeit?

Die biologische Wertigkeit gibt an, wie effektiv Nahrungsproteine in körpereigene Proteine umgewandelt werden können. Je ähnlicher die Nahrungsproteine den Körperproteinen in ihrer Zusammensetzung sind, desto geringer ist der Aufwand des Körpers für die Umsetzung. Als Referenzprotein dient das Hühnervollei, es hat eine biologische Wertigkeit von 100. Wird nun ein Nahrungsprotein besser verwertet als das Eiprotein, hat es eine biologische Wertigkeit von mehr als 100, wird es schlechter verwertet, ist die biologische Wertigkeit kleiner 100.

Eine biologische Wertigkeit von 136, wie bei der Kombination von Kartoffel und Ei, bedeutet nicht, dass aus 100 Gramm Nahrungsprotein tatsächlich 136 Gramm Körperprotein aufgebaut werden kann. Werte über 100 zeigen nur, dass aus diesem Eiweiß effizienter Körperprotein aufgebaut werden kann. Weitere Lebensmittelkombinationen, deren Aminosäuren einander ergänzen und besonders hochwertige Proteine liefern, können Sie der Tabelle (Seite 25) entnehmen.

Biologische Wertigkeit in Zahlen

Lebensmittel und -kombinationen	Biologische Wertigkeit
Vollei + Kartoffel (36 %:64 %)	136
Milch + Weizenmehl (75 %:25 %)	125
Vollei + Soja (60 %:40 %)	124
Vollei + Milch (76 %:24 %)	119
Milch + Kartoffel (51 %:49 %)	114
Vollei	100
Kartoffel	96
Rindfleisch	87
Kühmilch	85
Sojamilch	84
Reis	82
Bohnen	73
Mais	72
Weizen	59

Gute Lebensmittelkombinationen für die Proteinaufnahme

Kombination	Beispiele
Kartoffel + Ei	Kartoffel + Spiegelei
	Bauernomelette
	Kartoffeln mit grüner Soße und Ei
Kartoffel + Milchprodukt	Pellkartoffel mit Quark
	Kartoffelpüree
	Kartoffelauflauf mit Käse
Getreide + Hülsenfrüchte	Linsen und Spätzle
	Bohneneintopf mit Brot
	Linsengemüse mit Reis
	Brot mit Hummus
Getreide + Milchprodukt	Brot mit Käse/Kräuterquark
	Getreideflocken mit Joghurt
	Nudeln mit Käse

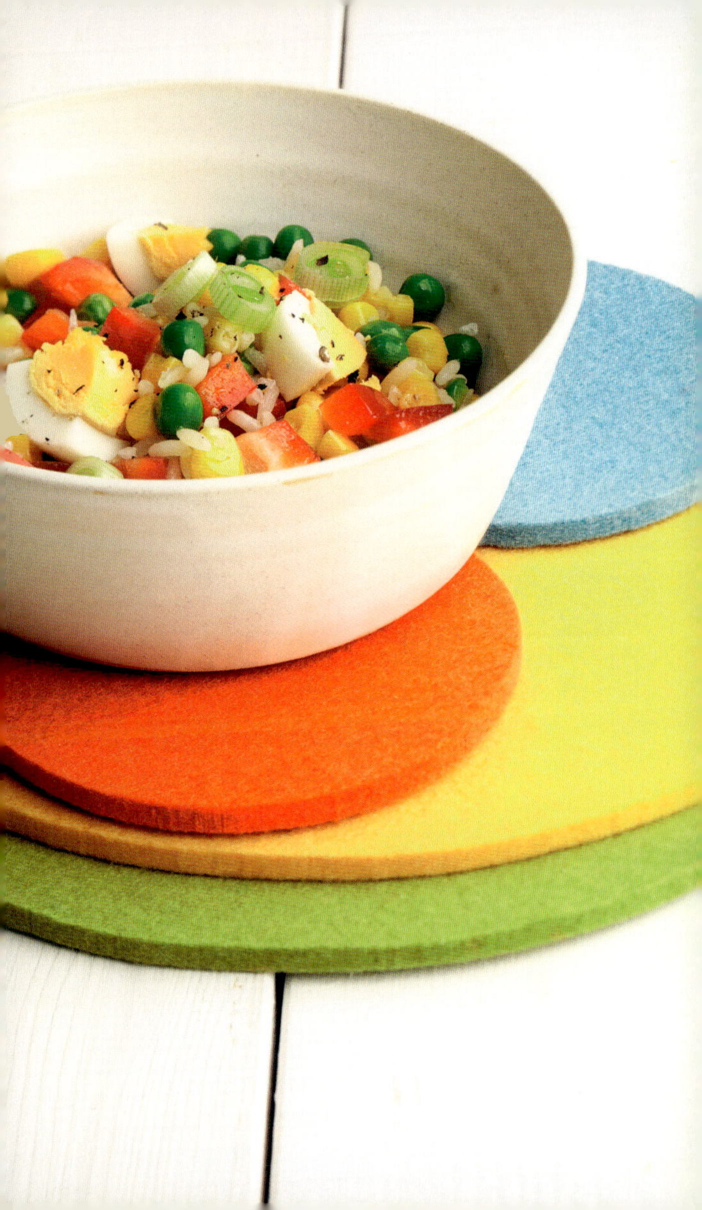

Proteinaus-tauschtabellen

Auf den folgenden Seiten finden Sie tabellarische Übersichten über die Lebensmittel, die das für Sie so wertvolle Protein enthalten.

So lesen Sie die Tabellen

In den nachfolgenden Tabellen finden Sie, nach Lebensmittelgruppen – Milch, Fleisch, Fisch usw. – sortiert, proteinhaltige Lebensmittel.

Lebensmittel, die kein Protein oder nur eine geringe Menge davon enthalten, wie beispielsweise Obst und Gemüse, sind hier nicht aufgeführt.

Damit Sie den Proteingehalt von Lebensmitteln besser einschätzen können und somit Ihre Proteinversorgung besser im Blick haben, gibt es zu jedem aufgeführten Lebensmittel zwei verschiedene Angaben:

- In der mittleren Spalte können Sie erkennen, welche Menge eines Lebensmittels Ihnen 10 g Protein liefert. Dies soll Ihnen helfen, Ihre tägliche Menge von 60–80 g Protein besser zu erreichen.
- Damit Sie die Lebensmittel besser vergleichen können, ist in der letzten Spalte der Proteingehalt in 100 g des jeweiligen Lebensmittels angegeben.

Auf die Angabe des Kohlenhydrat- und Fettgehalts wurde verzichtet, da dies die Tabellen unübersichtlich erscheinen ließe. Die nachfolgenden Tabellen sind als sogenannte Proteinaustauschtabellen gedacht, damit Sie auf einen Blick erkennen können, welche Menge eines Lebensmittels Ihnen 10 g Protein liefert.

Die in den Tabellen angegebenen Werte sind Durchschnittswerte. Bei Lebensmitteln mit Herstellerangabe beruhen die Werte auf Angaben des Herstellers und beziehen sich nur auf das erwähnte Produkt. Die Lebensmittelindustrie bietet eine so große Fülle von Produkten, dass es unmöglich ist, in einem Einkaufsführer wie diesem alle zu nennen. Daher besteht kein Anspruch auf Vollständigkeit.

Stand der jeweiligen Daten ist der Erscheinungstermin des Buches. Viele Hersteller ändern Ihre Rezepturen von Zeit zu Zeit. Aus diesem Grund sollten Sie sich ab und zu die Zeit nehmen, um die Angaben auf den Lebensmittelverpackungen genau zu lesen.

Alle weiteren Angaben stammen von:

- DGExpert der Deutschen Gesellschaft für Ernährung (DGE) und
- Kalorien mundgerecht, 16. Auflage 2019, Umschau Verlag.

Aus Gründen der Übersichtlichkeit wurden die Angaben teilweise gerundet.

Sollten Ihre Lieblingsspeisen nicht in den Tabellen enthalten sein, so können Sie die entsprechenden Angaben zum Proteingehalt der Nährwertanalyse auf der Produktverpackung entnehmen.

Folgende Abkürzung wurden verwendet:
F. i. Tr. – Fett in der Trockenmasse.

Milch & Co. sowie pflanzliche Alternativen

Milch, Joghurt, Quark, Käse und alle anderen Milchprodukte liefern Ihnen nicht nur wertvolles Protein, sondern gleichzeitig auch Kalzium sowie Vitamin A und D. Die reinen Milchprodukte, wie beispielsweise Naturjoghurt, enthalten kaum Kohlenhydrate. Erst durch die Verarbeitung zu Fruchtjoghurt, Fruchtbuttermilch etc. kommt jede Menge Zucker in das Milchprodukt, weshalb die nicht gesüßten Produkte für Sie günstiger sind. Diese finden Sie auch in der nachfolgenden Tabelle. Beim Käse darf es durchaus auch einmal ein etwas fettreicherer sein. Sie essen ja nur noch kleine Portionen. Und das bisschen, was Sie essen, darf Ihnen auch schmecken und Sie sollen es genießen.

Lebensmittel	10 g Protein sind enthalten in	Protein in g pro 100 g Lebensmittel
Milch und Milchprodukte		
Ayran	500 ml	2
Buttermilch	285 g	3,5
Crème fraîche, 30 % Fett	400 g	2,5
Dickmilch, 3,5 % Fett	285 g	3,5
Dickmilch, 10 % Fett	330 g	3
Joghurt, natur ‹ 1 % Fett	285 g	3,5
Joghurt, natur 1,5 % Fett	285 g	3,5
Joghurt, natur 3,5 % Fett	250 g	4
Joghurt, natur 10 % Fett	330 g	3
Kefir, 1,5 % Fett	285 g	3,5
Kefir, 3,5 % Fett	330 g	3
Kefir, 10 % Fett	330 g	3
Milch, 0,1 % Fett (Magermilch)	285 ml	3,5
Milch, 1,5 % Fett (fettarme Milch)	285 ml	3,5
Milch, 3,5 % Fett (Vollmilch)	285 ml	3,5
Molke	1 000 ml	1
Quark, Magerstufe	70 g	14
Quark, 20 % F. i. Tr.	80 g	13
Quark, 40 % F. i. Tr.	90 g	11
Saure Sahne, 10 % Fett	355 g	2,8
Saure Sahne, 20 % Fett	355 g	2,8
Schafmilchjoghurt, 6 % Fett	250 g	4
Schafmilch	200 ml	5
Schmand	370 g	2,7 g
Skyr, natur, 0,2 % Fett	90 g	11
Süße Sahne, 30 % Fett	400 g	2,5

Lebensmittel	10 g Protein sind enthalten in	Protein in g pro 100 g Lebensmittel
Ziegenmilchjoghurt	250 g	4
Ziegenmilch	270 ml	3,7
Käse		
Allgäuer Hartkäse, 45 % F. i. Tr.	35 g	28
Appenzeller, 50 % F. i. Tr.	40 g	25
Babybel, Mini rot	50 g (2 Stück = 40 g)	20
Bergkäse, 45 % F. i. Tr.	35 g	29
Brie, 45 % F. i. Tr.	50 g	21
Brie, 60 % F. i. Tr.	60 g	17
Butterkäse, 30 % F. i. Tr.	40 g	26
Butterkäse, 60 % F. i. Tr.	60 g	17
Camembert, 30 % F. i. Tr.	40 g	24
Camembert, 60 % F. i. Tr.	55 g	18
Cheddar, 50 % F. i. Tr.	40 g	25
Edamer, 45 % F. i. Tr.	40 g	25
Emmentaler, 45 % F. i. Tr.	35 g	28
Frischkäse, 10 % F. i. Tr.	80 g	13
Frischkäse, Halbfettstufe, 20 % F. i. Tr.	85 g	12
Frischkäse, Doppelrahmstufe, 60 % F. i. Tr.	90 g	11
Gorgonzola, 45 % F. i. Tr.	50 g	19
Gouda, 45 % F. i. Tr.	45 g	22
Greyerzer, 45 % F. i. Tr.	35 g	28
Halloumi, 43 % F. i. Tr.	35 g	28
Hand-, Harzer Käse, 0,5 % F. i. Tr.	35 g	30

Lebensmittel	10 g Protein sind enthalten in	Protein in g pro 100 g Lebensmittel
Körniger Frischkäse, Magerstufe ‹ 10 % F. i. Tr.	80 g	13
Körniger Frischkäse, Hüttenkäse, 20 % F. i. Tr.	85 g	12
Kochkäse, 10 % F. i. Tr.	65 g	15
Limburger, 40 % F. i. Tr.	45 g	23
Maasdamer, 45 % F. i. Tr.	40 g	26
Mozzarella, 45 % F. i. Tr.	60 g	17
Mozzarella aus Büffelmilch, 50 % F. i. Tr.	70 g	14
Parmesan, 45 % F. i. Tr.	30 g	31
Räucherkäse, 45 % F. i. Tr.	40 g	25
Ricotta	120 g	8,5
Romadur, 45 % F. i. Tr.	50 g	21
Schafskäse, 50 % F. i. Tr.	65 g	16
Schmelzkäse, 45 % F. i. Tr.	70 g	14
Tilsiter, 45 % F. i. Tr.	40 g	26
Ziegenfrischkäse, 45 % F. i. Tr.	120 g	8,5
Ziegenkäse, Hartkäse, 45 % F. i. Tr.	40 g	25

Pflanzliche Alternativen

Es gibt ein sehr großes Angebot an pflanzlichen Milchersatzprodukten. Sie sind eine gute Alternative, wenn Sie aus ethischen, ökologischen oder gesundheitlichen Gründen auf das tierische Lebensmittel verzichten möchten. Die Produkte werden je nach Ausgangszutat als Haferdrink, Dinkeldrink usw.

bezeichnet. Der Begriff »Milch« darf nur für Produkte verwendet werden, die durch Melken gewonnen werden. Die Milchersatzprodukte finden Sie im Discounter/Supermarkt, Drogeriemarkt, Bioladen und Reformhaus. Diese Produkte enthalten teilweise deutlich weniger Protein als Milch und Milchprodukte, weshalb sich ein Blick auf die Verpackung, genauer auf die Nährwertanalyse, lohnt. Auch in dieser Tabelle, in der Sie nur eine Auswahl an Produkten finden, sind die ungesüßten Produkte aufgelistet, da diese weniger Zucker enthalten.

Lebensmittel	10 g Protein sind enthalten in	Protein in g pro 100 g Lebensmittel
Milchalternativen		
Barista aus Erbsenprotein, vly	475 ml	2,1
Barista Erbse, Alnatura	715 ml	1,4
Cashewdrink ungesüßt, Alnatura	770 ml	1,3
Cashewdrink, dmBio	910 ml	1,1
Cashewdrink, enerBiO	910 ml	1,1
Cashewdrink ungesüßt, Provamel	835 ml	1,2
Dinkeldrink Natur, dmBio	1250 ml	0,8
Dinkeldrink Natur, Rewe bio+vegan	1250 ml	0,8
Erbsen Barista, enerBiO	715 ml	1,4
Hafer Barista, Oatly	1000 ml	1,0
Haferdrink, Gut bio	1430 ml	0,7
Haferdrink Barista, Alpro	1250 ml	0,8
Haferdrink Bio, Oatly	1000 ml	1,0
Haferdrink Natur, BioBio	1250 ml	0,8

Lebensmittel	10 g Protein sind enthalten in	Protein in g pro 100 g Lebensmittel
Haferdrink Natur, Rewe bio + vegan	1670 ml	0,6
Haferdrink ohne Zucker, Edeka	2000 ml	0,5
Haselnuss, vly	265 ml	3,8
Haselnussdrink Natur, Alnatura	1110 ml	0,9
Kokosdrink Natur, dmBio	590 ml	1,7
Kokosdrink ungesüßt, Alnatura	590 ml	1,7
Lupinen Drink Natur, Made with Luve	1000 ml	1,0
Mandeldrink Natur, dmBio	1110 ml	0,9
Mandeldrink Natur, enerBiO	910 ml	1,1
Mandeldrink Natur, Rewe bio+vegan	1110 ml	0,9
Mandeldrink ungesüßt, Alnatura	910 ml	1,1
Reisdrink ungesüßt, Alnatura	2000 ml	0,5
Sojadrink Natur, dmBio	315 ml	3,2
Sojadrink Natur, enerBiO	385 ml	2,6
Sojadrink Natur, Rewe bio+vegan	320 ml	3,1
Sojadrink Protein, Alpro	200 ml	5,0
Sojadrink ungesüßt, Alnatura	280 ml	3,6
Ungesüsst (aus Erbsenprotein), vly	400 ml	2,5
Joghurtalternativen		
Cashew Natur vegane Joghurtalternative, Alnatura	625	1,6
Cashew Natur mit veganen Joghurtkulturen, dmBio	475 g	2,1
Greek Style Hafer, Alpro	1430 g	0,7
Hafer Natur, Rewe Beste Wahl	2000 g	0,5

Lebensmittel	10 g Protein sind enthalten in	Protein in g pro 100 g Lebensmittel
Joghurtalternative Soja ohne Zucker, Provamel	250 g	4,0
Kokosghurt, Gut Bio	715 g	1,4
Kokos Natur vegane Joghurtalternative, Alnatura	715 g	1,4
Kokos Natur vegane Joghurtalternative, Rewe bio+vegan	715 g	1,4
Kokos Natur vegane Joghurtkulturen, enerBiO	555 g	1,8
Soja-Joghurtalternative Natur, Alpro	250 g	4,0
Soja Natur vegane Joghurtalternative, Alnatura	210 g	4,8
Soja Natur vegane Joghurtalternative, Rewe bio+vegan	250 g	4,4
Sonstige Milchersatzprodukte		
Quarkalternative Soya ohne Zucker, Provamel	165 g	6
Skyr Style Natur, Alpro	170 g	5,8
Creme Vega mit Kräutern, Dr. Oetker	415 g	2,4
Hafer Cuisine, Alnatura	1430 g	0,7
Schlagcreme, Rama	1670 g	0,6
Soja Cuisine, Alnatura	295 g	3,4
Soja Creme Cuisine, dmBio	455 g	2,2
Sojacreme Cuisine, Rewe bio+vegan	280 g	3,6
Soja-Kochcrème, Alpro	500 g	2,0

Lebensmittel	10 g Protein sind enthalten in	Protein in g pro 100 g Lebensmittel
Käsealternativen		
Cashewbert, Veganz	90 g	11
Frischecreme Kräuter vegan, Alnatura	385 g	2,6
Frischcreme Schnittlauch, Rewe bio+vegan	250 g	4,0
Gran Prosociano vegan, Violife	770 g	1,3
Greek Style (Art Feta), Vemondo	665 g	1,5
Grilll- & Pfannengenuß mild cremig vegan, Simply V	195 g	5,1
Happy White Camembert Alternative, Dr. Mannah's	70 g	13,9
Mondarella Classic, Mondarella	205 g	4,9
Mondarella Pastasan, Mondarella	40 g	26
Mozzarisella Mozzarella Ersatz, Rewe bio+vegan	1430 g	0,7
Nussige Genießerscheiben vegan, Simply V	1250 g	0,8
Veganer Reibegenuss, Käsealternative, Simply V	315 g	3,2

enerBiO = Rossmann, Gut bio = Aldi, Vemondo = Lidl, BioBio = Netto

Fleisch, Wurst & Co.

Fleisch ist eine gute Proteinquelle und ein guter Lieferant für Eisen, Zink, Selen sowie die Vitamine der B-Gruppe: Vitamin B_1, Riboflavin, Niacin und Vitamin B_{12}. Diese Vitamine und Mineralstoffe (Seite 78)

können Sie jedoch nach der OP nicht mehr alle aufnehmen.

Fleisch, insbesondere rotes, wird nach der OP aufgrund der geringeren Menge an Magensäure nicht mehr von jedem vertragen. Hier heißt es, die eigene Verträglichkeit auszutesten. Am besten fangen Sie nach der OP mit Hackfleisch an, das die meisten Betroffenen gut essen können. Und dann heißt es: ausprobieren. Achten Sie bitte darauf, dass das Fleisch, insbesondere Geflügel, bei der Zubereitung nicht zu trocken wird. Dann können Sie es meistens besser vertragen.

Lebensmittel	10 g Protein sind enthalten in	Protein in g pro 100 g Lebensmittel
Fleisch, Geflügel und Wild		
Ente	55 g	18
Gans	65 g	16
Hackfleisch, gemischt	55 g	19
Hackfleisch, Rind	50 g	21
Hasenfleisch	45 g	22
Hirschfleisch	50 g	21
Hühnerbrustfilet, ohne Haut	40 g	24
Hauskaninchen	50 g	21
Kalbfleisch	55 g	19
Kalbsfilet	50 g	21
Kalbsgulasch	55 g	19
Kalbshaxe	55 g	19

Lebensmittel	10 g Protein sind enthalten in	Protein in g pro 100 g Lebensmittel
Kalbskotelett	55 g	19
Kalbsschnitzel	50 g	21
Lammkotelett	55 g	19
Lammrücken	55 g	19
Putenbrust	40 g	24
Rehfleisch	45 g	22
Rinderbraten	50 g	20
Rinderbrust	60 g	17
Rinderfilet	45 g	22
Rindergulasch	50 g	20
Rindersteak	45 g	22
Roastbeef, Lende	45 g	22
Schweinebraten	55 g	18
Schweinefilet	45 g	22
Schweinefleisch (Kamm, Nacken)	55 g	18
Schweinegulasch	55 g	18
Schweinshaxe	50 g	20
Schweinekotelett	45 g	22
Schweineschnitzel	45 g	22
Straußenfleisch	35 g	28
Suppenhuhn	55 g	19
Tatar (Schabefleisch)	45g	22
Wildschweinfleisch	50 g	20
Ziegenfleisch	50 g	20
Innereien		
Gänseleber	55 g	18
Hähnchenleber	45 g	22

Lebensmittel	10 g Protein sind enthalten in	Protein in g pro 100 g Lebensmittel
Kalbsleber	65 g	15
Kalbsnieren	60 g	17
Rinderleber	55 g	19
Rindermagen/Kutteln	65 g	15
Rinderzunge	65 g	16
Schweineleber	50 g	21
Fleisch- und Wurstwaren		
Bauernbratwurst	50 g	20
Bierschinken	60 g	17
Bierwurst	65 g	16
Blutwurst	65 g	15
Bockwurst	75 g	13
Bündner Fleisch	25 g	38
Cervelatwurst	50 g	20
Corned Beef	45 g	22
Fleischwurst	85 g	12
Geflügelsalami	35 g	29
Jagdwurst	65 g	15
Kalbsleberwurst	70 g	14
Kalter Braten	50 g	21
Kasseler	45 g	22
Krakauer	65 g	16
Lachsschinken	40 g	24
Landjäger	40 g	25
Leberkäse	85 g	12
Leberwurst, grob	70 g	14

Lebensmittel	10 g Protein sind enthalten in	Protein in g pro 100 g Lebensmittel
Lyoner	90 g	11
Mettwurst, grob	55 g	19
Mortadella	75 g	13
Mortadella, Geflügel	80 g	13
Parmaschinken	40 g	27
Putenbrust	45 g	23
Salami, ital. Art	50 g	21
Schinken, gekocht	45 g	23
Schinken, roh geräuchert	50 g	21
Schinkenspeck	50 g	21
Rindfleischsülze	40 g	26
Teewurst	85 g	12
Wiener Würstchen	70 g	14
Trockenfleisch – Jerky		
Beef Jerky Classic BBQ, Black Forest Jerky	17 g	60
Beef Jerky »Mediterran«, Neubert´s	15 g	66
Beef Jerky Original, Grizzly Foods	14 g	72
Beef Jerky Sea-Salt, Worch & Worch	15 g	67
Beef Jerky Smoky, Craftsman	15 g	68
Biltong Vension (Hirsch), Maso Here	14 g	70
Bio Beef Jerky – Original, Cherky	19 g	53
Pork Jerky BBQ, Barazzo	22 g	46
Pork Jerky – Spicy Curry, Conower	20 g	51
Turkey Jerky – Natural, Fine Gusto	13 g	77

Lebensmittel	10 g Protein sind enthalten in	Protein in g pro 100 g Lebensmittel
Turkey Jerky – Sweet Sour, Conower	23 g	44
Wild Jerky – Boar (Wildschwein), Linnamäe	15 g	68
Wild Jerky – Elk (Elch), Linnamäe	13 g	77

Aus Meer, Fluss und See

Fisch liefert ein hochwertiges, leicht verdauliches Eiweiß. Zudem enthält er jede Menge Vitamin A und D, einige B-Vitamine, Magnesium, Selen und Eisen. Seefisch ist zudem eine gute Jodquelle. Nicht zu vergessen sind die wertvollen Omega-3-Fettsäuren. Diese Fettsäuren wirken sich günstig auf den Fettstoffwechsel aus, sie können den Blutfluss verbessern, Bluthochdruck entgegenwirken und zudem haben sie einen positiven Einfluss auf rheumatische Erkrankungen, da sie entzündungshemmend wirken können. Omega-3-Fettsäuren kommen vor allem in Hering, Makrele, Thunfisch und Lachs vor.

Lebensmittel	10 g Protein sind enthalten in	Protein in g pro 100 g Lebensmittel
Fisch und Meeresfrüchte		
Aal	65 g	15
Austern, ausgelöst	110 g	9
Barsch	55 g	18

Lebensmittel	10 g Protein sind enthalten in	Protein in g pro 100 g Lebensmittel
Dorade, Goldbrasse	55 g	19
Felchen	55 g	18
Flusskrebs, ausgelöst	65 g	15
Forelle	50 g	20
Garnele, ausgelöst	55 g	19
Goldbarsch, Rotbarsch	50 g	21
Hecht	55 g	18
Hering	55 g	18
Kabeljau, Dorsch	55 g	18
Karpfen	55 g	18
Krabben	55 g	19
Jakobsmuschel, ausgelöst	100 g	10
Lachs	50 g	20
Makrele	55 g	19
Miesmuscheln, ausgelöst	90 g	11
Pangasius	65 g	15
Rotbarsch	55 g	18
Sardine	55 g	19
Schellfisch	55 g	18
Scholle	60 g	17
Seelachs	55 g	19
Seeteufel	65 g	15
Seezunge	55 g	18
Steinbutt	60 g	17
Thunfisch	45 g	22
Tintenfisch	60 g	16
Zander	55 g	19

Lebensmittel	10 g Protein sind enthalten in	Protein in g pro 100 g Lebensmittel
Fischerzeugnisse		
Aal, geräuchert	55 g	18
Anchovis, Sardellen	65 g	15
Bismarckhering	60 g	17
Brathering	60 g	17
Forellenfilet, geräuchert	50 g	21
Heilbutt, geräuchert	50 g	21
Hering, gesalzen	50 g	20
Krabben, Konserve	55 g	18
Lachs, geräuchert	50 g	21
Makrele, geräuchert	50 g	21
Matjesfilet, natur	70 g	14
Muscheln, geräuchert	70 g	14
Rollmops	85 g	12
Sardelle, geräuchert	50 g	21
Sardinen in Öl, abgetropft	40 g	24
Sprotte, geräuchert	55 g	19
Thunfisch, in Öl, abgetropft	40 g	24
Thunfisch, in Wasser, abgetropft	45 g	23
Trockenfisch – Jerky		
Gegrillte Shrimps, EuroAsia	25 g	40
Goldband Selar, EuroAsia	16 g	62
Indiana Tuna Jerky (Thunfisch), Indiana	15 g	73
Kabeljau Jerky, EuroAsia	24 g	41
Kabeljau Jerky Pikan, EuroAsia	24 g	42

Lebensmittel	10 g Protein sind enthalten in	Protein in g pro 100 g Lebensmittel
Pazifische Sardellen, EuroAsia	17 g	58
Snackfish Trockenfisch aus Island, Seafisk	13 g	80
Tintenfisch Jerky Geräuchert, EuroAsia	25 g	40
Tintenfischstreifen Original, EuroAsia	28 g	36

Eier

Eier liefern hochwertige Proteine. Die meisten davon sind jedoch nicht im Eiklar – auch Eiweiß genannt –, sondern im Dotter enthalten. Daneben enthalten Eier viele Vitamine und Mineralstoffe, wie Vitamin A, D und K sowie Eisen und Zink.

Lebensmittel	10 g Protein sind enthalten in	Protein in g pro 100 g Lebensmittel
Eier		
Hühnerei, Gewichtsklasse M	85 g = 1,5 Stück	12
Hühnereigelb	65 g	16
Hühnereiweiß	90 g	11

Hülsenfrüchte wie Linsen, Erbsen & Bohnen

Hülsenfrüchte sind eine tolle pflanzliche Proteinquelle. Neben Eiweiß enthalten sie jede Menge Ballaststoffe und wertvolle Vitamine wie B_1, B_6 und Folsäure sowie die Mineralstoffe Eisen, Magnesium und Zink. Zudem liefern sie sekundäre Pflanzenstoffe, die sich positiv auf die Gesundheit auswirken. Das Protein der Hülsenfrüchte ist für den Menschen nicht so gut zu verwerten wie Protein aus tierischen Produkten. Allerdings kann durch eine gute Kombination von Lebensmitteln (Seite 24) das Eiweiß aufgewertet werden.

Lebensmittel	10 g Protein sind enthalten in	Protein in g pro 100 g Lebensmittel
Hülsenfrüchte		
Dicke Bohnen, Saubohnen, getrocknet	35 g	28
Dicke Bohnen, Saubohnen, gegart	85 g	12
Erbsen, grün, roh	145 g	7
Erbsen, grün, getrocknet	45 g	23
Erbsen, grün, tiefgefroren	145 g	7
Kichererbsen, getrocknet	55 g	19
Kichererbsen, gegart	110 g	9
Kidneybohnen, getrocknet	40 g	24
Kidneybohnen, gegart	110 g	9
Linsen, getrocknet	45 g	23
Linsen, gegart	100 g	10

Lebensmittel	10 g Protein sind enthalten in	Protein in g pro 100 g Lebensmittel
Mungobohnen, getrocknet	45 g	23
Mungobohnen, gegart	125 g	8
Sojabohnen, getrocknet	25 g	38
Sojabohnen, gegart	65 g	15
Weiße Bohnen, getrocknet	50 g	21
Weiße Bohnen, gegart	100 g	10

Pflanzliche Alternativen zu Fleisch, Wurstwaren und Fisch

Hülsenfrüchte können eine sehr gute Alternative zu Fleisch sein. Hier gibt es ein großes Angebot an verschiedensten Lebensmitteln. Die Produkte finden Sie im Discounter/Supermarkt, Drogeriemarkt, Bioladen, Reformhaus und in Online-Shops. Auch hier lohnt sich ein Blick auf die Zutatenliste und die Nährwertanalyse. Gerade fertige Brotaufstriche können oft sehr fettreich sein. Feine, cremige Aufstriche aus Hülsenfrüchten können Sie auch wunderbar selbst zubereiten. Probieren Sie es aus!

Lebensmittel	10 g Protein sind enthalten in	Protein in g pro 100 g Lebensmittel
Brotaufstrich		
Aufstrich Esskastanie, granoVita	155 g	6,5
Deftige Streich Dings, Vitaquell	220 g	4,6

Lebensmittel	10 g Protein sind enthalten in	Protein in g pro 100 g Lebensmittel
Fernöstliche Linse Protein-Aufstrich, enerBiO	155 g	6,4
Gemüseaufstrich Edamame Erbse, enerBiO	175 g	5,7
Hummus Frische Minze, Alnatura	180 g	5,6
Kichererbsen-Ingwer-Brotaufstrich, Alnatura	190 g	5,2
Linsen Liebe Belugalinse Balsamico, Tartex	225 g	4,4
Linsen-Dal Brotaufstrich, Alnatura	295 g	3,4
Protein-Aufstrich Herzhafte Lupine, enerBiO	185 g	5,4
Streichcreme Kichererbse Paprika & Chili, Rewe Bio	305 g	3,3
Streichcreme Toskana, Alnatura	185 g	5,4
Alternativen zu Wurstwaren		
Like Rostbratwürstchen vegan, Like Meat	85 g	12
Linsenaufstrich Vegane Leberwurst Alternative, Alnatura	205 g	4,9
Nix Vurst Krakauer, Tartex	325 g	3,1
Nix Vurst Teewurst, Tartex	295 g	3,4
Vantastic Leberkäse, Vantastic foods	220 g	4,5
Vegane Bratwürstchen, dmBio	45 g	23
Vegane Bratwurst, The Vegetarian Butcher	75 g	13
Vegane Fleischwurst, Rewe Beste Wahl	200 g	5,0
Vegane Frankfurter aus Seitan, Alnatura	30 g	31

Lebensmittel	10 g Protein sind enthalten in	Protein in g pro 100 g Lebensmittel
Vegane Leberwurst, granovita	130 g	7,8
Vegane Mühlen Bratwurst, Rügenwalder Mühle	140 g	7,1
Vegane Mühlen Salami, Rügenwalder Mühle	140 g	7,2
Vegane Pommersche Schnittlauch, Rügenwalder Mühle	220 g	4,5
Vegane Salami, Rewe Best Wahl	200 g	5,0
Vegane Streichwurst auf Basis weißer Bohne, enerBiO	185 g	5,4
Vegane Teewurst fein, Rügenwalder Mühle	385 g	2,6
Veganer Aufschnitt Champignon, mein Veggie Tag	235 g	4,3
Veganer Schinken, Rügenwalder Mühle	455 g	2,2
Vegetarische Fleischwurst, Gutfried	125 g	8,0
Vegetarische Hähnchenbrust, Gutfried	65 g	15
Vegetarische Vier Weiße – Tofu Weißwurst, Vitaquell	120 g	8,4
Alternativen zu Fleisch- und Fischgerichten		
Bio Tofu Tomate-Olive vegan, Vantastic foods	70 g	14
Like Chicken Filet vegan, Like Meat	85 g	12
Like Gyros vegan, Like Meat	55 g	18
Lachs aus Pflanze, Revo	175 g	5,7
Lupinen Filet, Alberts	45 g	23

Lebensmittel	10 g Protein sind enthalten in	Protein in g pro 100 g Lebensmittel
Noble Jerky Original, Vantastic foods	50 g	20
Räucher-Tofu, dmBio	75 g	13
Räuchertofu Black Forest, Taifun	55 g	19
Sonnenblumen Bolognese vegan, Sunflower family	30 g	36
Soy Jerky Original, Vantastic foods	55 g	19
Tofu-Basilikum, Tukan	55 g	18
Tofu Shrimp, Lord of Tofu	85 g	11,8
Tofu-Thuna, Lord of Tofu	65 g	14,9
Vegane Burger Patties, Rewe Beste Wahl	135 g	7,5
Vegane Chicken Schnitzel, Iglo	90 g	11
Vegane feine Bio Bratstreifen, mein Veggie Tag	65 g	15
Vegane Fischstäbchen, Iglo Green Cuisine	125 g	7,9
Vegane Fischstäbchen, Rewe Beste Wahl	245 g	4,1
Vegane Maultaschen, Bürger	120 g	8,5
Vegane Mini-Frika, Greenforce	75 g	13
Vegane Rosmarin Roulade, Wheaty	35 g	29
Veganer Speck, Vivera	70 g	14,5
Veganes Hack, Trockenmischung, Greenforce	20 g	45
Veganes Hack, Vemondo	90 g	11,2
Veganes Mühlen Hack, Rügenwalder Mühle	70 g	14

Lebensmittel	10 g Protein sind enthalten in	Protein in g pro 100 g Lebensmittel
Veganes Schnitzel Hähnchen-Art, Vivera	75 g	13
Veggie Burger aus Erbsen vegan, endori	55 g	19
Veggie Hack, Trockenmischung, dmBio	15 g	71
Veggie Kebab aus Erbsen, endori	35 g	27

enerBiO = Rossmann, mein Veggie Tag = Aldi, Vemondo = Lidl

Nüsse und Saaten

Nüsse und Saaten sind sicherlich nicht die klassischen Proteinlieferanten, sondern eher für ihren Fettgehalt bekannt. Dennoch enthalten sie neben Fett auch einiges an Protein sowie viele weitere wertvolle Inhaltsstoffe wie Vitamine, Mineralstoffe, sekundäre Pflanzenstoffe und, nicht zu vergessen, auch wichtige Fettsäuren, wie Omega-3-Fettsäuren. Diese sind besonders in Leinsamen und Walnüssen zu finden.

Lebensmittel	10 g Protein sind enthalten in	Protein in g pro 100 g Lebensmittel
Nüsse und Saaten		
Cashewkerne	50 g	21
Chiasamen	50 g	21
Erdnüsse	40 g	26
Hanfsamen	35 g	30

Lebensmittel	10 g Protein sind enthalten in	Protein in g pro 100 g Lebensmittel
Haselnüsse	65 g	16
Kokosnuss, getrocknet	125 g	8
Kürbiskerne	30 g	33
Leinsamen	50 g	20
Macadamia	100 g	10
Mandeln	40 g	27
Mohn	50 g	20
Paranüsse	60 g	17
Pekannüsse	100 g	10
Pinienkerne	40 g	24
Pistazien	50 g	20
Sesam	50 g	20
Sonnenblumenkerne	35 g	28
Walnüsse	65 g	15
Nussmus		
Cashewmus	50 g	20
Erdnussmus	35 g	29
Haselnussmus	65 g	15
Mandelmus	45 g	23
Sesammus (Tahin)	55 g	18
Sonnenblumenkernmus	55 g	18

Die Extraportion Protein

Seit einigen Jahren gibt es eine immer größer werdende Vielfalt an Lebensmitteln, die mit Protein angereichert sind und mit Begriffen wie »reich an Protein« und »High-Protein« im Handel angeboten werden. Die meisten Menschen haben kein Problem mit der Proteinversorgung und können ihren Bedarf mit natürlichen, proteinreichen Lebensmitteln decken. Nach der Adipositas-OP sieht das aufgrund der geringeren Portionsgröße etwas anders aus. In diesem Fall können diese Lebensmittel einen Beitrag zu Ihrer Proteinversorgung leisten. Schauen Sie bitte aber auch hier genau auf die Zutatenliste und die Nährwertanalyse. Zum einen sind einige dieser Produkte hochverarbeitet. Und zum anderen werden teilweise Lebensmittel, die natürlicherweise schon einen hohen Proteingehalt haben, wie beispielsweise Quark, als »High-Protein-Lebensmittel« deklariert und zu einem höheren Preis angeboten.

Lebensmittel	10 g Protein sind enthalten in	Protein in g pro 100 g Lebensmittel
Milch und Milchprodukte		
High Protein Grieß, Dr. Oetker	135 g	7,5
High Protein Joghurt Heidelbeere Ehrmann, Milbona (Lidl), Milsani (Aldi)	100 g	10
High Protein Pudding Vanille/Schoko Ehrmann, Milbona (Lidl), Milsani (Aldi), Rewe Beste Wahl	100 g	10

Lebensmittel	10 g Protein sind enthalten in	Protein in g pro 100 g Lebensmittel
Protein Joghurt Natur Bio, Heimatglück	120 g	8,4
Protein Joghurt Natur, Schwarzwaldmilch	135 g	7,5
Protein Milch, Schwarzwaldmilch	135 ml	7,5
Beilagen		
Casarecce aus Kichererbsen, Barilla	50 g	21
Fusili aus Kichererbsen, dmBio	45 g	22
Fusili Grüne Erbsen, Rewe Bio	50 g	20
Hörnchen aus gelben Linsen, Rapunzel	45 g	22
Penne aus 100 % grünen Erbsen, Gut Bio	50 g	21
Risoni aus Hülsenfrüchten (Rote Linsen, Kichererbsen und Erbsen), Barilla	40 g	24,5
Rote Linsen Spirelli, Alnatura	45 g	23
Rote Linsen Reis, Davert	40 g	26
Knabbereien & Snacks		
Bean Sticks Meersalz, DeRit	125 g	8,0
High Protein Linsen-Waffeln, Edeka	40 g	25
Kichererbsen Chips, dmBio	100 g	10
Kichererbsenchips Paprika, Lorenz Snack World	75 g	13
Kichererbsenchips Sour Cream Style, funny-frisch	75 g	13
Kichererbsen Nacho Paprika, Kühne	70 g	14

Lebensmittel	10 g Protein sind enthalten in	Protein in g pro 100 g Lebensmittel
Kichererbsen Snack Falafel, Alnatura	65 g	16
Kichererbsen Snack Hummus, enerBiO	60 g	17
Knusper Erbsen Meersalz, Kühne	65 g	15
Linsenchips mit Meersalz, Heimatgut	75 g	13
Linsenchips Paprika Style, funny-frisch	75 g	13
Linsenflips mit Meersalz und Pfeffer, Alnatura	50 g	21
Linsenwaffeln mit Meersalz, Alnatura	40 g	25
Vaya Bean Salt Snack, Zweifel	60 g	17
Vaya Hummus Creamy Herbs Snack, Zweifel	65 g	16
Vaya Pea Chili Lime Snack, Zweifel	50 g	20

Zweifel = Schweizer Unternehmen, online erhältlich

Proteindrinks & Co.

Proteindrinks sind in der Vorbereitung auf die Adipositas-OP und insbesondere direkt nach der OP eine gute Unterstützung.

Das langfristige Ziel ist jedoch, mit natürlichen Lebensmitteln auf eine ausreichende Proteinmenge zu kommen. Das ist allerdings nicht immer so einfach, da Sie nur noch kleine Portionen essen können und evtl. bestimmte proteinreiche Lebensmittel wie z. B. Fleisch auch nicht mehr so gut vertragen.

Somit sind Proteindrinks ein gutes Hilfsmittel. Es gibt eine Vielzahl von Proteindrinks mit unterschiedlichen Bezeichnungen, wie beispielsweise Eiweißshake, Diätshake oder Formuladiät. Diese erhalten Sie in verschiedensten Geschmacksrichtungen im Drogeriemarkt, im Supermarkt/Discounter, im Fitness-Studio, in der Apotheke und vor allem online. Welcher ist aber nun für Sie geeignet?

Worauf muss ich achten?

Diät-Proteindrinks werden im Rahmen einer Formula-Diät als Mahlzeitenersatz angeboten. Bei Formula-Diäten werden eine, zwei oder drei Mahlzeiten durch diesen Proteindrink ersetzt. Die Zusammensetzung der Diät-Proteindrinks ist in der Diätverordnung § 14 a geregelt. Es handelt sich hierbei um »Lebensmittel für kalorienarme Ernährung zur Gewichtsverringerung«. Diese Produkte enthalten etwa 40–50 g Protein auf 100 g Pulver. Nach der Adipositas-OP ist es sicherlich sinnvoller, wenn Sie ein Proteinpulver mit einem höheren Proteingehalt nehmen, da Sie ja nur noch kleine Portionen essen können.

Proteindrinks mit einem höheren Proteingehalt gehören, rechtlich gesehen, zu den Nahrungsergänzungsmitteln (NEM) (Seite 98). Achten Sie darauf, dass Sie ein Proteinpulver mit einem Proteingehalt von etwa 80 g (und mehr) auf 100 g Pulver auswählen. Diese Angaben finden Sie in der Nährwertanalyse auf dem Produkt.

Was ist drin?

Viele Proteindrinks werden aus Molkenprotein, auch Wheyprotein genannt, hergestellt. Es gibt aber auch eine große Auswahl an Proteindrinks auf pflanzlicher Basis. Pflanzliche Proteine haben je nach Proteinquelle unterschiedliche hohe Mengen an Protein. Die wichtigsten Vertreter sind hier Soja, Reis und Erbsen mit einem Proteingehalt von etwa 70–90%. Daneben wird auch Hanf mit einem Gehalt von ca. 50% verwendet. Weitere pflanzliche Proteine sind u. a. Lupinen mit einem Proteingehalt von ca. 40%.

Alle Inhaltsstoffe sind auf der Zutatenliste aufgeführt. Sie sind sicherlich beim Lesen schon einmal über den ein oder anderen unbekannten Begriff gestolpert. Hier eine kurze Erklärung einzelner Zutaten.

Proteine aus Milch

Milch Milch besteht aus Wasser, Kohlenhydraten, Eiweiß, Vitaminen, Mineralstoffen (wie z. B. Kalzium) und Fett. In welchen Mengen die einzelnen Nährstoffe enthalten sind, ist je nach Säugetierart verschieden. So besteht Kuhmilch aus: 87,5% Wasser, 4,7% Kohlenhydraten, 3,4% Protein, 3,6% Fett und ca. 0,8% Vitaminen und Mineralstoffen.

Milchprotein Alle Proteine, die in der Milch enthalten sind, gehören zu den Milchproteinen. Der Hauptanteil ist Kasein. Etwa 80% der Milchproteine sind Kaseine, die restlichen 20% sind Molkeneiweiß.

Molkenprotein (= Wheyprotein) Molkenprotein ist ein besonders hochwertiges Eiweiß, da alle neuen essenziellen Aminosäuren (Seite 23) darin enthalten sind. Es ist leicht verdaulich und wird schnell ins Blut aufgenommen. Molke entsteht bei der Käseherstellung, hier wird sie vom Kasein abgetrennt. Anschließend wird das Protein durch verschiedene Verfahren aus der Molke herausgefiltert.

Molkenproteinkonzentrat Dies ist die einfachste Form des Molkenproteins. Es wird durch Ultrafiltration gewonnen und hat einen Proteinanteil von ca. 70–80 %. Das Konzentrat ist die günstigste Form von Molkenprotein und daher oft in Proteindrinks enthalten, die aufgrund dessen auch günstiger angeboten werden können.

Molkenproteinisolat Das Isolat kann mit zwei verschiedenen Verfahren hergestellt werden: zum einen durch Ionenaustausch und zum anderen mittels Mikrofiltration. Das Molkenproteinisolat hat einen Proteinanteil von etwa 90–96 %, einen sehr geringen Fettgehalt und ist praktisch laktosefrei.

Molkenproteinhydrolysat Bei der Herstellung von Hydrolysat werden die Proteine in einem speziellen Verfahren in kleinere Bruchstücke (Peptidketten) aufgespalten. Diese können nun vom Körper noch besser und schneller aufgenommen werden. Die Herstellung ist allerdings teuer und zudem schmeckt dieses Protein recht bitter, weshalb es überwiegend in Tabletten- oder Kapselform angeboten oder anderen Proteinprodukten beigemischt wird.

Kasein Dies sind die Proteine der Milch, die zu Käse weiterverarbeitet werden und nicht in die Molke gelangen. Kasein macht den Hauptanteil der Proteine in Quark und Käse aus. Es wird, im Gegensatz zu den

Molkenproteinen, langsamer verdaut und sorgt somit für einen konstanten Aminosäurenspiegel im Blut über mehrere Stunden hinweg.

Kalziumkaseinat Kasein wird in einem chemischen Prozess, durch Säurefällung, vom Rest der Milch abgetrennt. Es wird ein sehr reines Produkt mit 100% Kasein gewonnen. Durch anschließende Neutralisierung mit Kalziumhydroxid entsteht Kalziumkaseinat.

Kollagen Kollagen wird vor allem in Form von Gelatine genutzt. Diese wird aus dem Bindegewebe verschiedener Tierarten gewonnen. In Nahrungsergänzungsmitteln, wie Kollagen-Pulver, ist meist Kollagenhydrolysat enthalten. Dieses wird aus Schlachtabfällen der Haut oder der Knochen von Schweinen und Rindern gewonnen.

Pflanzliche Proteine

Sojaprotein Soja gehört zu den ältesten Kulturpflanzen der Welt und kommt ursprünglich aus China. Sojaprotein wird aus der gemahlenen Sojabohne gewonnen. Aus diesem Mehl wird durch chemische Reaktionen das Protein herausgelöst und zu Konzentrat oder Isolat weiterverarbeitet.

Sojaproteinkonzentrat Der Proteingehalt beträgt etwa 70%. Daneben sind auch Fett und Kohlenhydrate enthalten. Das Konzentrat wird daher meist als Beimischung zu einem anderen Protein eingesetzt.

Sojaproteinisolat Das Isolat enthält kaum mehr Fett und Kohlenhydrate und hat einen Proteingehalt von ca. 90 %.

Erbsenprotein/Erbsenproteinisolat Die Erbse gehört wie die Sojabohne zur Familie der Hülsenfrüchtler. Erbsenprotein wird auch als Erbsenproteinisolat bezeichnet. Es wird aus gelben Erbsen hergestellt. Das Protein wird durch einen speziellen Prozess aus dem Mehl der gelben Erbsen gewonnen und schonend getrocknet. Es ist frei von Gluten und Laktose.

Hanfprotein Hanfprotein wird aus den Samen der Hanfpflanze (Cannabis sativa) gewonnen. Das reine Hanfproteinpulver hat einen Proteingehalt von ca. 50 %, die Menge ist also im Vergleich zu Soja, Erbse oder Reis eher gering. Dafür hat es einen relativ hohen Gehalt an Omega-3- und Omega-6-Fettsäuren. Hanfprotein ist frei von Gluten und Laktose.

Reisprotein/Reisproteinisolat Ausgangsprodukt für Reisprotein, auch als Reisproteinisolat bezeichnet, ist Vollkornreis. Die Reiskörner werden vorgekeimt, um den Nährstoffgehalt zu erhöhen. Durch einen anschließenden Fermentationsprozess wird das Protein gewonnen und nachfolgend getrocknet. Reisprotein ist glutenfrei, laktosefrei und allergiearm.

Mehrkomponenten-Proteinpulver Dieses besteht aus zwei oder mehreren Sorten Proteinpulver, die in unterschiedlichen Mengenverhältnissen darin enthalten sind. Ihre verschiedenen Aminosäurenprofile können dadurch optimal kombiniert werden. Und dies führt zu einer höheren biologischen Wertigkeit.

Welcher Proteindrink ist nun geeignet?

In der nachfolgenden Liste finden Sie eine Auswahl an Proteindrinks mit einem entsprechenden Proteingehalt von ca. 80 g Protein auf 100 g Pulver. Die Proteindrinks sind nach ihrer Proteinquelle unterteilt. So finden Sie welche, die überwiegend mit Molkenprotein hergestellt wurden, und solche, die aus pflanzlichen Proteinen bestehen. Die Produkte wurden in alphabetischer Reihenfolge aufgeführt.

Die mit einem * gekennzeichneten Proteindrinks sind in der Kölner Liste® zu finden. Dies ist eine Auflistung von Nahrungsergänzungsmitteln, die auf Dopingsubstanzen für Sportler getestet wurden. Veröffentlicht werden Produkte mit minimiertem Dopingrisiko.

Verwendete Abkürzungen:

- F = Fett
- KH = Kohlenhydrate
- E = Eiweiß = Protein
- kcal = Kilokalorien

Unternehmen	Produktname	Proteinquelle	Nährwertangaben pro 100 g Pulver			
			kcal	F in g	KH in g	E in g
Proteinpulver mit tierischen Proteinen						
Adozan	Adozan Eiweiß 100	Kalb, Molke	393	0	0	99
all in	Pure Kollagen Protein	Kollagenhydrolysat vom Rind	396	0	0	99
	Pure Whey Molken Protein	Molkeneiweiß	392	0,9	1,2	87
Body Attack	100 % Whey Protein Chocolate Cream*	Molkeneiweiß-Konzentrat, Molkeneiweißhydrolysat	384	4,9	7,7	76
Fitmart	ESN Designer Whey Vanilla*	Molkeneiweißmischung (Molkenkonzentrat und -isolat)	372	3,7	6,7	78
Foodspring	Whey Protein Mango	Molkenprotein	376	3,6	5,8	76
Fresenius Kabi	Fresubin Protein Powder	Molkeneiweißkonzentrat	360	1	< 1	87
Layenberger Nutrition Group	3K Protein Shake Joghurt-Limette	Sojaeiweißisolat, Kalziumkaseinat, Molkeneiweißkonzentrat	362	2,7	3,7	80

Unternehmen	Produktname	Proteinquelle	Nährwertangaben pro 100 g Pulver			
			kcal	F in g	KH in g	E in g
Multipower	100 % Pure Whey Protein French Vanille	Whey Protein Isolat, Whey Protein Konzentrat	369	3,5	5,3	79
Myprotein	Impact Whey Isolate Geschmacksneutral	Whey Protein Isolat	373	0,3	2,5	90
	Impact Whey Protein Geschmacksneutral	Molkenproteinkonzentrat	412	7,5	4,0	82
Naduria	Protein Whey ungesüßt	Molkenproteinkonzentrat	378	5,5	5,0	77
Nestlé	Resource® Whey Protein	Molkeneiweißisolat	365	1,0	1,0	88
nu3	Performance Whey Protein Neutral	Molkeneiweiß-Konzentrat, Molkeneiweißisolat	404	5,9	7,1	79,7
Powerbar	Clean Whey*	Molkeneiweißisolat	372	0,6	5,2	84
Sportness dm	Eiweiß 90 Shake Vanille Geschmack	Milcheiweißpulver, Sojaproteinisolat	374	1,5	4,0	86
Weider	CFM Whey Isolate	Molkeneiweißisolat	376	1,0	2,0	90

Unter-nehmen	Produkt-name	Proteinquelle	Nährwertangaben pro 100 g Pulver			
			kcal	F in g	KH in g	E in g
WellMix Sport	Protein 90 mit Vanille Geschmack	Kalziumkaseinat, Molkenprotein, Sojaproteinisolat	389	1,9	8,1	85
Rein pflanzliches Proteinpulver						
Body Attack	Vegan Protein Neutral	Erbsenproteinisolat, Reisprotein	411	7,8	3,1	80
Fitmart	ESN Vegan Pro Complex Vanilla Ice Cream	Reisproteinkonzentrat, Erbsenproteinisolat	372	5,0	1,5	78
foodspring	Vegan Protein Vanille	Erbsenproteinisolat, Sonnenblumenkernprotein, Kichererbsenproteinisolat	386	9,5	2,1	69
Hanfland	Bio Hanf Protein 56	Hanfsamenprotein	474	23	4,7	56
Maskelmän	Erbsenprotein Naturell	Erbsenprotein	440	8,5	5,5	82
	Hanfprotein Naturell	Hanfsamenprotein	342	9,2	6,3	47
	Reisprotein Naturell	Reisprotein	404	6,6	0,1	85

Unternehmen	Produktname	Proteinquelle	Nährwertangaben pro 100 g Pulver			
			kcal	F in g	KH in g	E in g
Multipower	100 % Vegan Protein Schokolade	Sojaproteinisolat, Erbsenproteinisolat, Reisprotein	349	4,3	3,2	72
Myprotein	Pea Protein Isolate	Erbsenproteinisolat	388	5,5	2,6	80
	Soy Protein Isolate	Sojaproteinisolat	360	1,5	1,8	90
Naduria	Protein Mandelprotein ungesüßt	Mandelprotein	357	9,4	9,0	51
	Protein Vegan pur ungesüßt	Hanfprotein, Macadamia- und Mandelprotein	360	6,6	8,2	61
nu3	Vegan Protein 3K Erdbeere	Erbsenproteinkonzentrat, Reisproteinkonzentrat	394	6,9	8,8	71,5
nutri+	Vegan 3K-Protein Haselnuss	Sojaproteinisolat, Weizenprotein	376	1,4	5,7	84
Piowald	Bio Reisprotein	Bio Reisprotein	375	4,0	10	80
Sportness dm	Eiweiß Shake Vegan Schoko-Geschmack	Sojaeiweißisolat, Erbsenprotein, Reiseiweißkonzentrat	360	4,0	4,0	75

Unter-nehmen	Produkt-name	Proteinquelle	Nährwertangaben pro 100 g Pulver			
			kcal	F in g	KH in g	E in g
Veganz	Hanfpro-tein	Hanfprotein	345	9,7	4,7	50
Weider	Vegan Protein Berry Mix	Erbsen- und Reisprotein	363	1,3	6,5	80
WellMix Sport	Veganes Protein Schoko	Sojaeiweiß-isolat, Erbsenpro-teinisolat, Hanf- und Reisprotein	361	3,6	0,7	78

Proteinriegel

Proteinriegel bieten sich ebenfalls als Proteinlieferant an. Hier sollten Sie darauf achten, dass der Zuckergehalt nicht zu hoch ist. In der nachfolgenden Tabelle finden Sie eine kleine Auswahl an Riegeln. Die Angaben sind auf 100 g bezogen, damit Sie die Riegel miteinander vergleichen können. Zudem finden Sie eine Angabe zum Eiweißgehalt pro Riegel.

Unternehmen	Produktname	Gewicht pro Riegel	Nährwertangaben pro 100g				
			kcal	F in g	KH in g	E in g	E pro Riegel in g
Proteinriegel (mit tierischer Proteinquelle)							
all in	Complete Protein Riegel White Chocolate Vanilla	40 g	381	8,1	49	28	11
Body Attack	Carb Control Proteinriegel Stracciatella	100 g	377	13,3	31,4	45	45
Fitmart	ESN Designer Bar Crunchy Coconut	60 g	382	17	34	35	21
foodspring	Protein Bar – Cookie Dough	60 g	308	7,6	17	33	20
IronMaxx	Protein 30 High Protein Bar, Banane	35 g	368	15	31	31	11
Layenberger	High Protein 3K-Bar Triple Taste Salz Karamell Erdnuss	45 g	392	20	25	32	14
	Protein Riegel Mango-Orange	35 g	368	13	23	46	16,1
Multipower	53 % Protein Boost Bar Cookies & Cream	45 g	416	11	19	53	24
Myprotein	Impact Bar	64 g	357	13	32	31	20

Unternehmen	Produktname	Gewicht pro Riegel	Nährwertangaben pro 100g				
			kcal	F in g	KH in g	E in g	E pro Riegel in g
PowerBar	52 % Protein Plus Cookies & Cream	50 g	330	6,8	24	52	26
Sportness	Eiweißriegel 50 % Crispy White Chocolate	45 g	361	10,5	26,4	49,5	22,3
Weider	High Protein 40 % Chocolate	50 g	332	9,0	22	40	20
	60 % Protein Cookies % Cream	45 g	372	9,8	16	60	27
WellMix Sport	Riegel 50 % Protein Chocolate Crisp	50 g	363	9,8	23,4	50	25
Vegane Proteinriegel							
Foodspring	Vegan Protein Bar Schokolade Mandel	60 g	324	8,3	25	30	18
IronMaxx	Vegan 30 High Protein Bar Chocolate	35 g	344	15	29	26	9,0
Multipower	Vegan Protein Layer Bar Peanut Butter	55 g	393	19	36	24	13

Unternehmen	Produktname	Gewicht pro Riegel	Nährwertangaben pro 100g				
			kcal	F in g	KH in g	E in g	E pro Riegel in g
Myprotein	Myvegan Carb Crusher Erdnussbutter	60 g	354	14	28	25	15
Nutri+	V-Bar Choco Toffee	50 g	311	9,1	9,7	32,4	16,2
Sportness	Vegan Eiweißriegel 30 % Natural Protein Salty Chocolate-Nut	40 g	470	4,4	35	30	12
veePRO	Proteinriegel Kokosnuss	74 g	416	21,1	18,1	27,1	20
Veganz	Clean Protein Bar 30 peanut	45 g	449	17	41	31	14

Proteintabletten

Im Handel werden auch Proteintabletten (Aminosäurentabletten) angeboten. Diese enthalten jedoch nur geringe Mengen an Eiweiß, wie Sie anhand der Tabelle sehen können. Hier sind einige der im Handel erhältlichen Proteintabletten mit ihrem Proteingehalt aufgeführt.

Unternehmen	Produktname	Empfohlene tägliche Portion (in Tabletten/ Kapseln)	Eiweißmenge in g pro Portion
Proteintabletten			
Body Attack	BCAA Capsules	10	6,0
Doppelherz	Aminosäuren Essentiell	5	3,8
	Aminosäuren Vital	2	1,15
Dr. Loges	aminoLoges*	5–10 Tabletten	3,0-6,0
Kyberg Vital	Aminoplus basic	3	1,6
Megamax	BCAA 1200	3	3,6
Peeroton	BCAA Kapseln*	6	2,9
Tetesept	Magnesium Aminosäuren	2	1,2
VIA NOVA	Via Nova BCAA*	3	2,7

Unternehmen	Produktname	Empfohlene tägliche Portion (in Tabletten/ Kapseln)	Eiweißmenge in g pro Portion
Vegane Proteintabletten			
BeGreen	BCAA Kapseln	4	4,0
Fitmart	ESN BCAA Giga Caps	12	12
foodspring	BCAA Kapseln*	4	4,8
Greenfood	BCAA	3	3,0
Myprotein	Essentielle BCAA	4	4,0
Nestmann Pharma	neprosport® BCAA Plus Vegan*	5	5,0
Nutrition-Plus	EAA Tabletten	6	6,0
Vitamaze	Aminosäuren Komplex	2 × 5	10

Die mit einem * gekennzeichneten Produkte sind in der Kölner Liste® zu finden.

Fertige Proteindrinks, Proteinwasser und Getränkepulver (Clear Whey)

Es sind zudem fertige Proteindrinks im Handel erhältlich. Hier sollten Sie neben dem Proteingehalt auch den Zuckergehalt im Blick haben. Eine weitere Möglichkeit ist sogenanntes Proteinwasser. Dieses ist schon fertig zubereitet und auch als veganes Produkt erhältlich. Weiterhin gibt es proteinreiches Getränkepulver in den verschiedensten Geschmacksrichtungen. Dieses auch als Clear Whey bezeichnete Pulver können Sie in Wasser auflösen.

Unternehmen	Produktname	Nährwertangaben pro 100 ml			
		kcal	F in g	KH in g	E in g
Fertige Proteindrinks					
all in	Complete Protein Mahlzeit Kaffee	125	3,6	14	8,2
Body Attack	High Protein Shake Strawberry	58	0,2	4,0	10
Eggy Food	Your daily Protein Drink Mango	45	0	0	10
Ehrmann	High Protein Drink Banana	52	0,1	4,8	8,0
IronMaxx	Protein Shake Zero Ready to Drink Schokolade	60	3,1	‹ 0,5	7,1
Layenberger	High Protein Shot Iced Coffee	64	0,4	3,6	11
Multipower	Protein Shake Erdbeere	58	0,2	4,0	10
Myprotein	Impact Protein Shake Erdbeere	59	0,6	5,4	7,6
Powerbar	High Protein Shake Salted Caramell	57	0,1	4,8	9,1
Sportness dm	Protein Drink Vanille Geschmack	52	0,3	4,8	7,6
Weider	Protein Low Carb Vanilla	54	‹ 0,5	3,9	9,1
WellMix Sport	Protein Shake Vanille Geschmack	50	‹ 0,5	3,9	7,6
yfood	This is Food Fresh Berry	100	4,6	7,0	6,8

Unternehmen	Produktname	Nährwertangaben pro 100 ml			
		kcal	F in g	KH in g	E in g
Vegane Proteindrinks					
Myprotein	Myvegan Vegan Protein Shake Schokolade	53	1,9	5,2	3,4
yfood	This is Food vegan Vanilla	100	4,8	8,1	5,3
Proteinwasser					
all in	LIGHT Proteinwater Granatapfel	47	0	5,2	6,5
Multipower	Proteinwasser Citrus Orange	17	0,1	0,1	4,0
Veganes Proteinwasser					
MyProtein	Myvegan Vegan Protein Water Lemon Lime	8	0	0	2,0

Unternehmen	Produktname	Nährwertangaben pro 100 g			
		kcal	F in g	KH in g	E in g
Getränkepulver – Clear Whey					
Bulk	Clear Whey Isolat Sommerfrüchte	343	0,7	4,6	80
Fitmart	ESN Fruity Whey Isolate Fresh Orange	364	‹ 0,1	1,0	90
	ESN Isoclear Whery Isolate Pineapple Mango	340	0	1,0	84
foodspring	Clear Whey Limonade	371	‹ 0,5	5,4	87
Myprotein	Clear Whey Isolate Bitter Lemon	349	0,5	2,7	80
nu3	Clear Whey Isolate Cassis	366	1,0	4,0	82,2
	Fit Protein Water Iced Tea Peach	331	0,7	5,8	71,2
Peak	Fruity Whey2O Tropical	349	0,7	0,7	85
Weider	Fruity Isolate Orange	361	1,1	3,4	79
Veganes Getränkepulver					
Myprotein	Clear Vegan Protein Lemon & Lime	337	0,5	16	63
Rockanutrition	No Whey Clear Green Apple	333	0,5	8,5	57

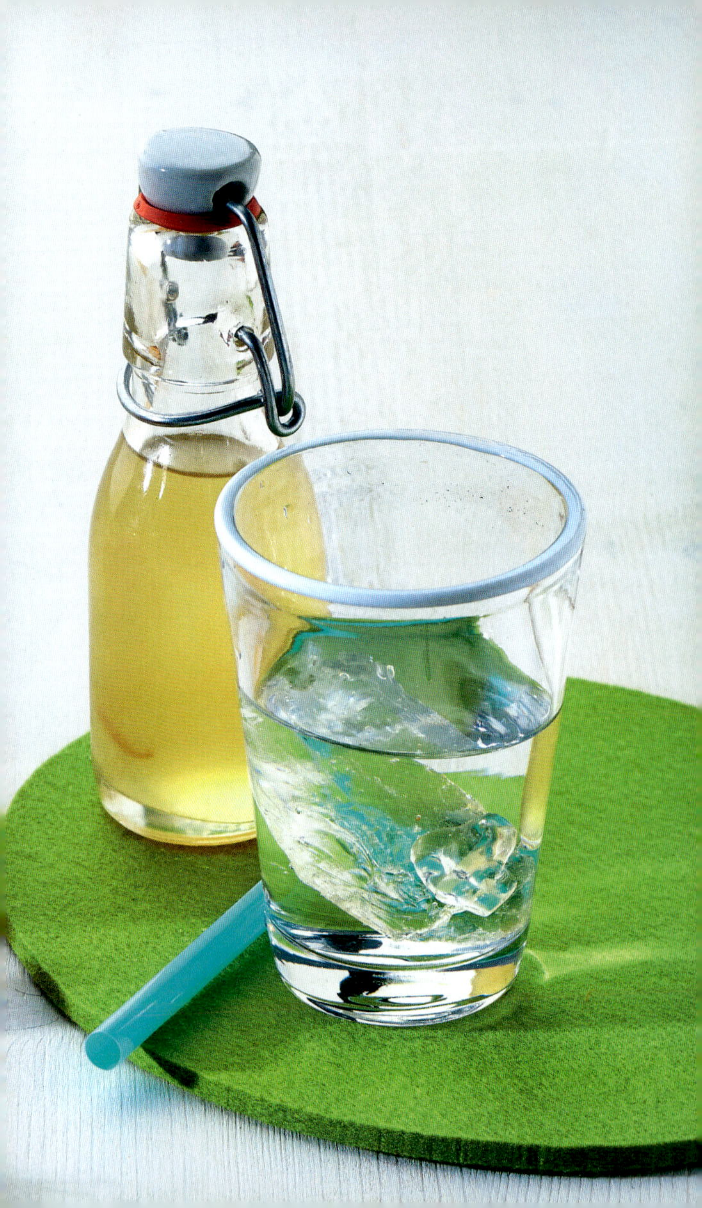

Supplemente einnehmen

Unser Körper braucht ausreichend Vitamine und Mineralstoffe. Nach der Adipositas-OP müssen diese gezielt eingenommen werden.

Vitamine und Mineralstoffe

Lesen Sie, welche Vitamine und Mineralstoffe nach der Adipositas-Operation besonders wichtig für Sie sind.

Bereits vor der OP ist bei vielen Patienten und Patientinnen ein Mangel an bestimmten Nährstoffen festzustellen. Besonders häufig ist eine schlechte Versorgung mit Vitamin D, Vitamin B_{12}, Folat, Thiamin (Vitamin B_1), Eisen und Zink. Verantwortlich hierfür sind beispielsweise ungünstige Essgewohnheiten, Lebensmittel mit vielen Kalorien und wenigen Nährstoffen sowie eine bakterielle Fehlbesiedelung des Darms. Ein Nährstoffmangel vor der OP sollte auch bereits vor der OP behandelt werden.

Nach der Operation ist das Risiko für einen Mangel an bestimmten Vitaminen und Mineralstoffen aus verschiedenen Gründen erhöht. Zum einen können Sie nach der OP nur noch kleine Portionen essen und somit weniger Nährstoffe aufnehmen. Zum anderen kann es zu Unverträglichkeiten von Lebensmitteln (z. B. Fleisch) kommen, die wiederum zu einer geringeren Nährstoffzufuhr führen können. Und durch die Ausschaltung bestimmter Darmabschnitte, wie beispielsweise beim Magenbypass oder Mini-Magenbypass, können Sie nicht alle Nährstoffe zu 100 % aufnehmen.

Deshalb ist die regelmäßige, lebenslange Einnahme von Vitaminen und Mineralstoffen ein absolutes Muss für Sie. Sie sollen abnehmen, dabei aber keinen Nährstoffmangel entwickeln. Nachfolgend werden Ihnen die Nährstoffe, deren Versorgung kritisch sein kann, vorgestellt. Die Empfehlungen der Supplementation nach der OP orientieren sich an den Leitlinien der amerikanischen Fachgesellschaft (ASMBS – American Society for Metabolic and Bariatric Nutrition) und der S3-Leitlinie der deutschen Fachgesellschaft (DGAV – Deutsche Gesellschaft für Allgemein- und Viszeralchirurgie).

Thiamin (Vitamin B_1)

Thiamin gehört zu den wasserlöslichen Vitaminen. Es ist von großer Bedeutung für den Kohlenhydratstoffwechsel und die Energiegewinnung. Zudem ist es wichtig für ein gut funktionierendes Nervensystem.

Wie viel Thiamin brauche ich?

Thiamin kann nur in geringen Mengen im Körper gespeichert werden und muss deshalb regelmäßig mit dem Essen aufgenommen werden. Nimmt jemand 2 Wochen lang kein Thiamin zu sich, so sind die Speicher des Körpers zur Hälfte geleert. Die empfohlene tägliche Zufuhr liegt laut der D-A-CH bei 1,0 mg für Frauen und 1,1–1,3 mg für Männer.

Gute Thiaminquellen Besonders gute Thiaminquellen sind Weizenkeime, Sonnenblumenkerne, Muskelfleisch, Erdnüsse, Pinienkerne und Vollkornprodukte.

D-A-CH

Die Abkürzung steht für die Deutsche Gesellschaft für Ernährung (DGE), die Österreichische Gesellschaft für Ernährung (ÖGE) und die Schweizerische Gesellschaft für Ernährung (SGE). Diese drei Ernährungsgesellschaften haben gemeinsame Referenzwerte für die Nährstoffzufuhr herausgegeben, die kurz als D-A-CH-Referenzwerte bezeichnet werden. Die hier genannten Referenzwerte (2. Auflage, 7. aktualisierte Ausgabe 2021) gelten für gesunde Erwachsene (für Kinder, Schwangere und Stillende gelten andere Werte) und sollen zum Erhalt der Gesundheit und zum Schutz vor ernährungsbedingten Gesundheitsschäden dienen.

Wie entsteht ein Mangel?

Generell ist bei abwechslungsreichem Essen ein Mangel an Thiamin selten. Allerdings kann eine einseitige Ernährung, chronischer Alkoholismus oder auch eine Erkrankung des Magen-Darm-Traktes zu einer schlechten Versorgung führen.

Mangelsymptome Anzeichen für einen Mangel sind Müdigkeit und Kopfschmerzen, Leistungsabfall und Muskelschwäche.

Nach der Adipositas-OP kann es insbesondere in den ersten 3 Monaten aus verschiedenen Ursachen zu häufigerem Erbrechen kommen. Dies kann relativ schnell zu einem Thiamin-Mangel führen. In diesem Fall müssen die Speicher akut wiederaufgefüllt werden. Besprechen Sie dies mit Ihrem Arzt oder mit Ihrem Adipositas-Zentrum.

Welche Menge muss ich nach der OP einnehmen?

200 % der empfohlenen täglichen Zufuhr. Diese Menge ist im Multivitamin enthalten.

Ist eine Überdosierung möglich? Eine Überdosierung mit Thiamin ist kaum möglich.

Vitamin B_{12} (Cobalamin)

Vitamin B_{12} ist ebenfalls ein wasserlösliches Vitamin. Es ist wichtig für die Bildung der roten Blutkörperchen. Es wirkt an der Bildung der Myelinschicht mit, die die Nervenfasern schützt, und ist am Aufbau der DNA (Träger der Erbinformation) beteiligt. Außerdem sorgt es dafür, dass ein anderes Vitamin, das Folat, in seine aktive Form umgewandelt wird.

Wie viel Vitamin B_{12} brauche ich?

Im Körper wird Vitamin B_{12} überwiegend in der Leber gespeichert. Der Vorrat reicht für mehrere Jahre. Die von der D-A-CH empfohlene tägliche Zufuhr liegt bei 4 µg für Frauen und Männer.

Gute Vitamin-B_{12}-Quellen Vitamin B_{12} kommt fast nur in tierischen Lebensmitteln vor. Reich an Vitamin B_{12} sind vor allem Leber, Fleisch, Fisch, Eier und Käse. Auch pflanzliche Lebensmittel, die unter Einwirkung bestimmter Bakterien hergestellt werden, wie beispielsweise Sauerkraut, sind gute B_{12}-Lieferanten.

Wie entsteht ein Mangel?

Im Magen wird Vitamin B_{12} aus dem Essen freigesetzt und dort an ein spezielles, in der Magenschleimhaut gebildetes Transportprotein gebunden, den Intrinsic Faktor. Dieser transportiert das Vitamin B_{12} durch den Dünndarm. An dessen unterem Ende wird es über die Darmschleimhaut ins Blut aufgenommen.

Bis sich Mangelerscheinungen zeigen, dauert es oft aufgrund des großen Vitamin-B_{12}-Speichers mehrere Jahre. Gefährdet sind insbesondere Veganer und Menschen mit Erkrankungen des Magen-Darm-Traktes oder fehlendem Intrinsic Faktor. Auch bestimmte Medikamente wie sogenannte Protonenpumpeninhibitoren, die die Bildung von Magensäure blockieren, können sich auf Dauer ungünstig auswirken. Nach der Adipositas-OP kann es aufgrund der verminderten Bildung des Intrinsic Faktors zu einer unzureichenden Vitamin-B_{12}-Versorgung kommen.

Mangelsymptome Ein Mangel zeigt sich in einer speziellen Form der Blutarmut (Anämie), mit Anzeichen wie Blässe und Müdigkeit. Weitere Anzeichen können Schädigungen am Nervensystem sein, die sich u. a. durch Gangunsicherheit, Verwirrtheit und Konzentrationsstörungen zeigen können.

Welche Menge muss ich nach der OP einnehmen?

Nach der Operation muss Vitamin B_{12} regelmäßig und lebenslang supplementiert werden. Aufgrund des Mangels an Intrinsic Faktor können Sie das Vitamin B_{12} aus den Lebensmitteln bzw. aus dem Multivitamin nicht mehr aufnehmen. Hier gibt es nun andere Möglichkeiten für Sie: s. Liste Vitamin-B_{12}-Präparate (Seite 102). Vitamin B_{12} sollten Sie wie folgt supplementieren:

- 1000 µg/Monat in Form einer Spritze (intramuskulär oder subkutan) oder
- 350–1000 µg/Tag als sublinguale Tablette (löst sich unter der Zunge auf), als Kau- oder Lutschtablette, als Stick oder Tropfen. Vitamin B_{12} kann somit über die Mundschleimhaut aufgenommen werden.

Ist eine Überdosierung möglich? Bisher sind keine schädlichen Effekte einer Überdosierung bekannt, überschüssiges Vitamin B_{12} wird über die Niere ausgeschieden.

Folat

Folate sind die natürlichen, in der Nahrung vorkommenden Verbindungen. Folsäure hingegen wird synthetisch hergestellt und Lebensmitteln, Vitaminpräparaten und Medikamenten zugesetzt. Folate sind wichtig für die Teilung und Neubildung von Körperzellen und somit für den gesamten Wachstums- und Entwicklungsprozess des Körpers. Gemeinsam mit Vitamin B_{12} unterstützt Folat den Abbau von Homocystein. Dieses ist ein Stoffwechselprodukt, das beim Abbau von Eiweißen entsteht. Erhöhte Homocysteinspiegel können zu Herz-Kreislauf-Erkrankungen führen.

Wie viel Folat brauche ich?

Im Körper werden etwa 12–15 mg Folat gespeichert. Dieser Vorrat reicht für etwa 2–4 Monate. Die D-A-CH empfiehlt 300 µg/Tag für Frauen und Männer. Schwangere benötigen 550 µg/Tag und zusätzlich 400 µg/Tag Folsäure als Präparat.

Gute Folatquellen Grünes Blattgemüse wie Spinat und Salate, Tomaten, Kohl, Hülsenfrüchte, Vollkornprodukte, Leber und Eier.

Wie entsteht ein Mangel?

Folat ist eines der wenigen Mangelvitamine in Deutschland. Aus diesem Grund werden einige Lebensmittel, wie beispielsweise das Speisesalz, mit Folsäure angereichert und können somit zu einer besseren Versorgung beitragen. Ein Mangel kann durch eine sehr einseitige Ernährung, Erkrankungen des Magen-Darm-Traktes, Alkoholmissbrauch oder durch die Einnahme bestimmter Medikamente zur Krebstherapie entstehen.

Mangelsymptome Ein Folatmangel zeigt sich zuerst in Veränderungen des Blutbildes. Anzeichen sind Müdigkeit, Konzentrationsstörungen, Reizbarkeit und Appetitlosigkeit. Bleibt der Mangel länger bestehen, so entwickelt sich eine Blutarmut (Anämie).

In der Schwangerschaft ist Folat besonders wichtig. Beim ungeborenen Kind kann, insbesondere zu Beginn der Schwangerschaft, eine zu niedrige Folatzufuhr zur Entwicklung eines Neuralrohrdefektes, des »offenen Rückens«, führen.

Welche Menge muss ich nach der OP einnehmen?

Sie sollten 400–800 µg Folsäure/Tag einnehmen. Diese Menge ist in den meisten Multivitaminen enthalten. Frauen, die schwanger werden wollen oder könnten, sollten 800–1000 µg Folsäure/Tag einnehmen. Die Gesamtzufuhr an Folsäure sollte für Erwachsene 1000 µg pro Tag nicht überschreiten.

Ist eine Überdosierung möglich? Unerwünschte Wirkungen durch eine zu hohe Aufnahme der natürlichen Folate über Lebensmittel sind bislang nicht bekannt. Jedoch können durch eine hohe Zufuhr der synthetischen Folsäure mögliche Anzeichen eines Vitamin-B_{12}-Mangels verdeckt werden.

Vitamin D

Vitamin D ist unentbehrlich für den Knochenstoffwechsel. Es sorgt bei Kindern für einen guten Knochenaufbau. Im Erwachsenenalter erhält es die Knochen und schützt vor Osteoporose. Vitamin D sorgt für eine verbesserte Aufnahme von Kalzium aus dem Darm ins Blut und ist am Kalzium- und Phosphatstoffwechsel beteiligt. Des Weiteren ist Vitamin D eine Vorstufe hormonartiger Substanzen und wichtig für das Immunsystem.

Wie viel Vitamin D brauche ich?

Vitamin D gehört zu den fettlöslichen Vitaminen. Es nimmt unter den Vitaminen eine Sonderstellung ein, da es sowohl über das Essen aufgenommen als auch durch Sonneneinstrahlung in der Haut selbst gebildet werden kann. Im Alter nimmt diese Fähigkeit jedoch ab. Generell reicht die Sonneneinstrahlung in unseren Breiten in den Monaten von Oktober bis März nicht aus, um eine ausreichende Vitamin-D-Zufuhr sicherzustellen. Vitamin D ist deshalb ein Mangelvitamin, etwa 60 % der Bevölkerung sind nicht genügend mit Vitamin D versorgt. Die D-A-CH empfiehlt eine Vitamin-D-Zufuhr von 20 µg pro Tag. Dies entspricht 800 IE (1 µg = 40 IE).

Gute Vitamin-D-Quellen Vitamin D ist meist nur in geringen Mengen in Lebensmitteln enthalten, und wenn, dann überwiegend in tierischen Lebensmitteln. Einige Fischarten wie Hering, Lachs und Sardinen liefern nennenswerte Mengen an Vitamin D. Die normale Durchschnittskost versorgt den Menschen somit nicht ausreichend mit Vitamin D.

Wie entsteht ein Mangel?

Eine Mangelversorgung mit Vitamin D entsteht vor allem durch zu wenig Kontakt der Haut mit Sonnenlicht. Mögliche Gründe sind: wenig Aufenthalt an der frischen Luft, z. B. wegen eingeschränkter Mobilität, konsequente Benutzung von Sonnencreme, vollständige Bedeckung der Haut mit Kleidung.

Mangelsymptome Ein Mangel verursacht bei Säuglingen und Kleinkindern Rachitis, einen gestörten Knochenaufbau. Bei Erwachsenen führt ein Mangel an Vitamin D zu Osteomalazie, einer Knochenerweichung. Folgen sind Knochenschmerzen und ein erhöhtes Bruchrisiko für Arme und Beine. Im Alter kann eine Osteoporose auftreten. Bei dieser als Knochenschwund bezeichneten Erkrankung kommt es zu einer Abnahme der Knochendichte mit einer verstärkten Bruchanfälligkeit des ganzen Skeletts.

Welche Menge muss ich nach der OP einnehmen?

Bis zu 90 % der Patienten und Patientinnen haben bereits vor der OP einen Vitamin-D-Mangel, der in den meisten Fällen auch weiterhin nach der OP besteht. Vitamin D muss deshalb nach der OP supplementiert werden.

- Alle Patienten und Patientinnen sollen nach der Adipositas-OP mindestens 3000 IE pro Tag einnehmen. Das Ziel ist eine Serumkonzentration von Vitamin D (25-OH Vitamin D) > 30 ng/ml.

Je nach Laborwert muss die Vitamin-D-Supplementation angepasst werden. Sprechen Sie bitte hierzu mit Ihrem Adipositas-Zentrum.

Ist eine Überdosierung möglich? Eine Überdosierung ist nur durch eine erhöhte orale Zufuhr mit Vitamin-D-Supplementen möglich. Intensive Sonneneinstrahlung hingegen kann nicht zu einer Überdosierung führen.

Kalzium

Kalzium ist ein lebenswichtiger und mengenmäßig der bedeutendste Mineralstoff im Körper. Der Körper kann etwa 1000 g Kalzium speichern, 99 % davon befinden sich in Knochen und Zähnen. Kalzium ist jedoch nicht nur der Baustoff unserer Knochen, sondern hat weitere wichtige Aufgaben bei der Blutgerinnung, der Stabilisierung von Zellwänden und bei der Erregungsleitung in Muskel- und Nervenfasern. Hierfür ist ein stets gleichbleibender Kalziumspiegel im Blut die Voraussetzung.

Wie viel Kalzium brauche ich?

Die D-A-CH empfiehlt für Erwachsene eine tägliche Zufuhr von 1000 mg Kalzium.

Gute Kalziumquellen Kalzium ist vor allem in Milch und -produkten enthalten. Weitere gute Quellen sind kalziumreiche Mineralwässer (mindestens 150 mg pro Liter), einige Gemüsearten wie Grünkohl, Brokkoli und Porree sowie Nüsse, besonders Mandeln und Haselnüsse. Voraussetzung für die Kalziumaufnahme ist eine ausreichende Versorgung mit Vitamin D.

Wie entsteht ein Mangel?

Eine ausreichende Kalziumversorgung ist von großer Bedeutung für den Erhalt der Knochenstabilität. Eine langfristig verminderte Zufuhr oder eine geringe Kalziumresorption (z. B. bei einem Vitamin-D-Mangel) führt zu einem Absinken des Kalziumspiegels im Blut. Dadurch wird vermehrt Parathormon aus der Nebenschilddrüse ausgeschüttet. Dieses mobilisiert Kalzium aus dem Knochen, damit genügend Kalzium im Blut für die lebensnotwendigen Körperfunktionen vorhanden ist. Auf Dauer kann dies zu einer Demineralisierung des Knochens und zu einer Osteoporose führen.

Eine Unterversorgung mit Kalzium kann nicht mit einer Bestimmung der Kalziumkonzentration im Blut festgestellt werden.

Mangelsymptome Kalzium hat im Körper verschiedene Aufgaben, weshalb auch die Anzeichen eines Mangels sehr vielfältig sind. Symptome können u. a. sein: Störungen im Knochenstoffwechsel, Muskelkrämpfe, Hautveränderungen, Herz-Kreislauf-Beschwerden.

Welche Menge muss ich nach der OP einnehmen?

Sie müssen nach der Operation regelmäßig Kalzium einnehmen. Bislang wurde die Einnahme von Kalziumcitrat empfohlen. In den Empfehlungen der amerikanischen Fachgesellschaft (ASMBS – American Society for Metabolic and Bariatric Surgery) von 2017 wird nicht mehr zwischen Kalziumcitrat und -carbonat unterschieden. Ein Kalziumcarbonatpräparat sollten Sie zum Essen einnehmen. Ein Kalziumcitratpräparat hingegen können Sie zum Essen oder auch zwischen den Mahlzeiten einnehmen.

Empfohlen wird jedoch, Kalzium auf Portionen von jeweils nicht mehr als 500 mg aufzuteilen, da Sie dieses dann besser aufnehmen können. Achten Sie bitte auch darauf, dass Sie Kalzium nicht mit Eisen oder dem Multivitamin (enthält meist auch Eisen) einnehmen, da Kalzium die Eisenaufnahme verringert. Es sollte ein Zeitabstand von zwei Stunden eingehalten werden. Hier die Empfehlungen:

- Schlauchmagen, Magenbypass und Mini-Magenbypass: 1200–1500 mg Kalzium/Tag
- biliopankreatische Diversion (BPD)/biliopankreatische Diversion mit Duodenalswitch (BPD-DS): 1800–2400 mg Kalzium/Tag

Ist eine Überdosierung möglich? Die tolerierbare Gesamtzufuhr liegt für Erwachsene bei 2500 mg Kalzium/Tag. Eine Überversorgung kann bei Menschen mit entsprechender Veranlagung zur Bildung von Harnsteinen führen.

Eisen

Eisen ist ein lebenswichtiges Spurenelement. Es ist Bestandteil des Blutfarbstoffs Hämoglobin, der in den roten Blutkörperchen (Erythrozyten) enthalten ist. Die Hauptaufgabe der Erythrozyten ist der Transport von Sauerstoff zu den Körperzellen. Weiterhin wird Eisen für die Sauerstoffspeicherung in der Muskulatur und für die Regulation zahlreicher Stoffwechselvorgänge benötigt.

Wie viel Eisen brauche ich?

Im Körper werden etwa 2–4 g Eisen gespeichert. Die D-A-CH empfiehlt für Männer eine Zufuhr von 10 mg pro Tag. Bei Frauen wird unterschieden: Frauen, die keine Menstruation haben, benötigen ebenfalls 10 mg pro Tag, Frauen mit Menstruation benötigen aufgrund der monatlichen Verluste 15 mg Eisen pro Tag.

Gute Eisenquellen Eisen ist in tierischen und pflanzlichen Lebensmitteln enthalten. Gute Lieferanten sind Fleisch und Fleischprodukte, Innereien, grünes Blattgemüse, Vollkornprodukte und Hülsenfrüchte.

Aus tierischen Lebensmitteln kann der Körper Eisen besser aufnehmen als aus pflanzlichen Produkten. Die Aufnahme aus pflanzlichen Lebensmitteln kann aber durch Vitamin C (also durch Vitamin-C-reiche Lebensmittel wie z. B. Zitrone oder Paprika) erhöht werden. Weizenkleie, Kaffee, schwarzer Tee, Kalzium (z. B. in Milchprodukten) und Oxalsäure (in Rhabarber und Spinat) hingegen können die Eisenaufnahme hemmen.

Wie entsteht ein Mangel?

Eisenmangel kann durch erhöhte Eisenverluste, durch einen erhöhten Eisenbedarf und durch eine verminderte Aufnahme von Eisen entstehen. Betroffen hiervon sind insbesondere Frauen mit Menstruation, Schwangere, Stillende, Menschen mit chronischen Darmerkrankungen und mit Malabsorptions- oder Kurzdarmsyndrom.

Mangelsymptome Die ersten Anzeichen eines Eisenmangels sind Müdigkeit, Abgeschlagenheit und Erschöpfung, also die Beeinträchtigung der körperlichen Leistungsfähigkeit. Außerdem können der Wärmehaushalt und das Immunsystem gestört sein. Eine chronisch verminderte Eisenzufuhr führt zur Eisenmangelanämie und damit zur Störung der Blutbildung und zu Blutarmut.

Welche Menge muss ich nach der OP einnehmen?

Hier die Empfehlungen der amerikanischen Fachgesellschaft:

- 18 mg Eisen pro Tag für Männer und Patienten und Patientinnen ohne Anämie
- 45–60 mg Eisen bei Magenbypass, Schlauchmagen, Mini-Magenbypass oder BPD/BPD-DS und für Frauen mit Menstruation (inklusive des im Multivitamin enthaltenen Eisens)

Nehmen Sie Ihr Eisen nicht zusammen mit Kalzium ein, hier sollte ein Zeitabstand von 2 Stunden eingehalten werden.

Ist eine Überdosierung möglich? Der menschliche Körper kann sich vor einer Überversorgung schützen. Sind die Eisenspeicher voll, wird weniger Eisen aus dem Darm aufgenommen. Eine zu hohe Eisenaufnahme bei Gesunden über das Essen ist nicht zu erwarten.

Zink

Zink ist an vielen Stoffwechselvorgängen beteiligt. Etwa 300 Enzyme brauchen Zink, um ihre Funktion im Stoffwechsel, wie z. B. den Aufbau von Proteinen, zu erfüllen. Es ist zudem wichtig für die Zellteilung, das Immunsystem und einige Hormone wie Insulin.

Wie viel Zink brauche ich?

Die D-A-CH empfiehlt eine tägliche Aufnahme von 11–16 mg für Männer und 7–10 mg für Frauen. Ein Gesunder, der abwechslungsreich isst, erreicht diese Menge ohne große Probleme. Der Körper hat kaum Zinkspeicher und ist deshalb auf eine kontinuierliche Zufuhr angewiesen.

Gute Zinkquellen Innereien, Fleisch, Milchprodukte, besonders Käse, Eier, Vollkornprodukte, Hülsenfrüchte und Nüsse. Aus tierischen Lebensmitteln kann Zink besser aufgenommen werden als aus pflanzlichen Nahrungsmitteln.

Eine zeitgleiche hohe Zufuhr von Kalzium und Eisen kann die Aufnahme von Zink beeinträchtigen.

Wie entsteht ein Mangel?

Es gibt Personengruppen, die einen erhöhten Bedarf haben und somit einen Mangel entwickeln können. Hierzu gehören Schwangere, Stillende, Menschen mit Diabetes, chronisch entzündlichen Darmerkrankungen, Malabsorptions- oder Kurzdarmsyndrom. Ein leichter Zinkmangel kann relativ rasch auftreten.

Mangelsymptome Da Zink für so viele unterschiedliche Aufgaben gebraucht wird, kann es verschiedene Anzeichen für einen Mangel geben, z.B. Hautentzündungen, Haarausfall, Wundheilungsstörungen, erhöhte Infektanfälligkeit und Appetitlosigkeit.

Welche Menge muss ich nach der OP einnehmen?

- Schlauchmagen: 8–11 mg Zink pro Tag, ist mit 100 % der empfohlenen tägl. Zufuhr im Multivitamin enthalten
- Magenbypass und Mini-Magenbypass: 8–22 mg Zink pro Tag, ist mit 100–200 % der empfohlenen tägl. Zufuhr im Multivitamin enthalten
- BPD/BPD-DS: 16–22 mg Zink pro Tag, ist mit 200 % der empfohlenen tägl. Zufuhr im Multivitamin enthalten

Ist eine Überdosierung möglich? Eine Überdosierung ist mit der Nahrung kaum möglich. Die sichere Einnahmemenge beträgt je nach Alter, Geschlecht und Körpergewicht 13–50 mg pro Tag. Über einen längeren Zeitraum sollten nicht mehr als 25 mg pro Tag eingenommen werden.

Passende Supplemente finden

Vitamine und Mineralstoffe müssen Sie nach der OP ein Leben lang einnehmen. Welche Supplemente geeignet sind, lesen Sie hier.

Nachfolgend finden Sie Tabellen, in denen geeignete Supplemente der jeweiligen Nährstoffe aufgeführt sind. Diese sind aufgeteilt nach Dosierung und Darreichungsform und sollen Ihnen die Auswahl erleichtern. Die hier genannten gängigen Supplemente finden Sie in der Apotheke, im Drogeriemarkt/Discounter, online oder bei Spezialanbietern. Diese bieten Supplemente an, die genau auf die Nährstoffbedürfnisse nach dem jeweiligen Operations-Verfahren zusammengesetzt sind.

Die Angaben zu den Nährstoffen beruhen auf den Angaben der Hersteller und beziehen sich nur auf das erwähnte Produkt. Es gibt solch eine Vielzahl von Supplementen, dass es auch in diesem Fall unmöglich ist, hier alle zu nennen. Es wird also kein Anspruch auf Vollständigkeit erhoben.

Stand der jeweiligen Daten ist der Erscheinungstermin des Buches. Viele Hersteller ändern im Laufe der Zeit ihrer Rezepturen oder bieten neue Produkte an. Aus diesem Grund sollten Sie sich auch die Zeit nehmen und die Angaben auf den Produkten genau lesen. Haben Sie Fragen zu den Supplementen und zu deren Einnahme, so wenden Sie sich am besten an Ihr Adipositas-Zentrum.

Info

Sollten Sie einen Nährstoffmangel entwickeln, so behandeln Sie diesen bitte nicht selbst mit höheren Dosierungen des entsprechenden Nährstoffs. Bitte besprechen Sie mit Ihrem Adipositas-Zentrum, wie Sie den bestehenden Nährstoffmangel am besten beheben können.

Arzneimittel oder Nahrungsergänzungsmittel?

Supplemente können Sie in der Apotheke kaufen oder auch im normalen Handel. Welchen Unterschied gibt es nun zwischen Arzneimitteln und Nahrungsergänzungsmitteln?

Arzneimittel

Arzneimittel, auch als Medikamente bezeichnet, sind nach der Richtlinie 2001/83/EG »alle Stoffe oder Stoffzusammensetzungen, die als Mittel mit Eigenschaften zur Heilung oder zur Verhütung menschlicher Krankheiten bestimmt sind«.

Arzneimittel müssen in klinischen Studien geprüft werden und ein Zulassungsverfahren der deutschen oder europäischen Arzneimittelbehörde durchlaufen. Erst dann dürfen sie an den Endverbraucher abgegeben werden. Die Abgabe ist streng geregelt. So gibt es in Deutschland folgende Einteilung der Arzneimittel:

- Freiverkäufliche Arzneimittel sind nicht apothekenpflichtig und können auch außerhalb von Apotheken verkauft werden.
- Apothekenpflichtige Arzneimittel dürfen nur in Apotheken angeboten werden.
- Verschreibungspflichtige Arzneimittel erhalten Sie nur in Apotheken gegen Vorlage einer ärztlichen Verschreibung (Rezept).

Nahrungsergänzungsmittel (NEM)

Nahrungsergänzungsmittel sind keine Medikamente. Sie gelten rechtlich als Lebensmittel und müssen demzufolge nicht in Studien erprobt werden und auch kein Zulassungsverfahren durchlaufen. Sie kommen somit ohne behördliche Prüfung auf den Markt. Nach der Richtlinie 2002/46/EG sind Nahrungsergänzungsmittel »Lebensmittel, die

- dazu bestimmt sind, die normale Ernährung zu ergänzen,
- aus Nährstoffen oder sonstigen Stoffen mit ernährungsspezifischer oder physiologischer Wirkung bestehen und in konzentrierter Form vorliegen und
- in dosierter Form (z B. als Kapseln, Tabletten) zur Aufnahme in abgemessenen kleinen Mengen in den Verkehr gebracht werden.«

Für die Einhaltung der lebensmittelrechtlichen Vorschriften sind allein Hersteller, Händler oder Importeure verantwortlich. Die Produkte müssen beim Bundesamt für Verbraucherschutz und Lebensmittelsicherheit (BVL) angemeldet werden. Nahrungsergänzungsmittel werden nur stichprobenartig von der zuständigen Lebensmittelüberwachung der Länderbehörden überprüft.

Da Nahrungsergänzungsmittel keine Arzneimittel sind, werden sie deshalb in den meisten Fällen von der gesetzlichen Krankenversicherung nicht erstattet.

Multivitaminpräparate

Ein Multivitaminpräparat müssen Sie täglich einnehmen. Sie finden hier eine Auswahl geeigneter Präparate mit der entsprechenden Dosierung. Ihr Präparat sollte alle Vitamine und Mineralstoffe enthalten. Sie sollen jeden Tag 200% der empfohlenen täglichen Zufuhr einnehmen.

Bitte achten Sie darauf, kein Produkt mit einer Depot-Funktion einzunehmen. Durch die Depot-Funktion werden die enthaltenen Nährstoffe nur langsam freigesetzt. Aufgrund der OP kann Ihr Multivitamin aber zu schnell durch den Darm befördert werden, sodass Sie die Nährstoffe nicht richtig aufnehmen können.

In der Tabelle finden Sie verschiedene Multivitaminpräparate in verschiedenen Darreichungsformen, die größtenteils auch Eisen enthalten. Diesen Eisengehalt sollten Sie zu Ihrer täglichen Eisenzufuhr dazurechnen. Teilweise enthält das Produkt auch die empfohlene Menge an Eisen. Am besten schauen Sie nochmals genau auf die Angaben. Bei Fragen wenden Sie sich an Ihr Adipositas-Zentrum und Ihre Ernährungsfachkraft.

Beispiele für geeignete Multivitaminpräparate

Darreichungsform	Dosierung pro Tag	Produktname
Brausetabletten*	1,5	Doppelherz Multivitamin + Mineralien
	1	Supradyn energy
Kapseln	2	A–Z Kapseln, The Nutri Store
	2	Multi Kapseln, Bariatric Advantage
	1	Multivitamin, Celebrate
	2	Multivitamin, Vitamaze
	2	Multivitamins, Daily Vegan
	2	Mutlivitamin + Mineralien, Greenfood
	1	WLS Optimum, fitforme
	1	WLS Primo, fitforme

Darreichungsform	Dosierung pro Tag	Produktname
Kautabletten	1	Multi Kirsche, Bariatric Advantage
	1	Multivitamin Kaubonbons/Soft Chews, Celebrate
	4	Multivitamin Kautablette, Bariatric Fusion
	2	Multivitamin Soft Chews, Bariatric Fusion
	1	WLS forte, fitforme
Konzentrat	2 × 10 ml in Wasser gelöst	LaVita Konzentrat
Streupulver	1 Messlöffel	Micro Nutrients, TNT
Tabletten	2	A–Z Komplex, ratiopharm
	2	Centrum A-Zink Generation 50+
	2	Multivitamin & Mineralstoffe, nutravita
	2	Multivitamine & Mineralstoffe, Nu U Nutrition
	2	Multivitamins & Minerals, VeganVitality
	2	Multivitamin A-Z, Vit4ever
	1	Supradyn energy Filmtabletten

* Brausetabletten sprudeln stark. Bitte Getränk abstehen lassen oder rühren.

Vitamin-B_{12}-Präparate

Aufgrund des Mangels an Intrinsic Faktor können Sie Vitamin B_{12} nach der Adipositas-OP nicht mehr richtig aus den Lebensmitteln bzw. aus dem Multivitamin aufnehmen. In der nachfolgenden Tabelle finden Sie eine kleine Auswahl von Vitamin-B_{12}-Präparaten in verschiedenen Darreichungsformen. Die Liste erhebt keinen Anspruch auf Vollständigkeit. Hier nochmals die Vitamin-B_{12}-Empfehlungen nach der Adipositas-OP:

- 1000 µg/Monat in Form einer Spritze (intramuskulär oder subkutan) oder
- 350–1000 µg/Tag als sublinguale Tablette (löst sich unter der Zunge auf), als Kau- oder Lutschtablette, als Stick oder Tropfen. Vitamin B_{12} kann somit über die Mundschleimhaut aufgenommen werden.

Beispiele für geeignete Vitamin-B_{12}-Präparate

Darreichungsform	Empfehlung	Pro Ampulle/Tablette/Stick/Tropfen	Produktname
Injektion	1000 µg/Monat	1000 µg	Vitamin B_{12} Depot Hevert
			Vitamin B_{12} 1000 µg inject Jenapharm
			Vitamin B_{12} Lichtenstein
			B_{12} Ankermann inject 1000 µg, Wörwag Pharma
Kautabletten	350–1000 µg/Tag	400 µg	Cefavit® B_{12} Kautablette, Cefak
		1000 µg	Vitamin B_{12} IF, Bariatric Advantage
			Vitamin B_{12} Kautabletten, Weight World

Darreichungsform	Empfehlung	Pro Ampulle/Tablette/Stick/Tropfen	Produktname
Lutschtabletten	350–1000 µg/Tag	400 µg	Energie B_{12} direkt Schmelztablette, taxofit
		425 µg	B_{12} Energie Sofort Schmelztablette, Doppelherz
		500 µg	B_{12} Methylcobalamin Lutschtabletten, Dr. Jacob's
			Methyl B_{12} Kirschgeschmack Lutschtabletten, Jarrow
			Vitamin B_{12} Lutschtabletten, nutri
			Vitamin B_{12} Lutschtabletten, Zein Pharma
		1000 µg	Sublingual B_{12} Schmelztablette, Bariatric Fusion
			Vitamin B_{12} Kirsche Schmelztabletten, Celebrate
			Vitamin B_{12}, fitforme
			Vitamin B_{12} Vegan Lutschtablette, Vit4ever
Sticks	350–1000 µg/Tag	200 µg	Vitamin B_{12} direct, Doppelherz
		400 µg	Vitamin B_{12} 400 Direkt, tetesept
		500 µg	Vitamin B_{12} Direktsticks hübner
Tropfen	350–1000 µg/Tag	100 µg	Vitamin B_{12} Tropfen vegan, Vitamaze
		200 µg	Vitamin B_{12} Tropfen 200 µg, Vita1
		250 µg	Vitamin B_{12} Tropfen vegan, Natural Vitamins
			Vitamin B_{12} Tropfen, nature by Glory Feel

Vitamin-D-Präparate

Vitamin D muss nach jeder Adipositas-OP ausreichend supplementiert werden. Empfohlen wird:

- Alle Patienten und Patientinnen sollen nach der Adipositas-OP mindestens 3000 IE pro Tag einnehmen. Das Ziel ist eine Serumkonzentration von Vitamin D (25-OH-Vitamin-D) > 30 ng/ml.

Vitamin D ist ebenfalls in verschiedenen Darreichungsformen erhältlich. In der nachfolgenden Tabelle finden Sie eine kleine Auswahl von Vitamin-D-Präparaten. Auf manchen Vitamin-D-Präparaten oder auch auf dem Multivitamin ist Vitamin D in der Einheit »µg« und nicht in IE (Internationale Einheiten) angegeben. Sie können dies selbst umrechnen: 1 µg = 40 IE. Je nach Laborwert muss die Vitamin-D-Supplementation entsprechend angepasst werden. Bitte sprechen Sie mit Ihrem Adipositas-Zentrum über die richtige Einnahme und lassen Sie Ihre Blutwerte regelmäßig kontrollieren.

Beispiele für geeignete Vitamin-D-Präparate

Darreichungsform	Pro Tablette/Kapsel/Tropfen	Produktname
Tabletten	1 000 IE	Vitamin D_3 1 000 IE, altapharma
		Vigantol 1 000 IE Vitamin D_3, Wick Pharma
	2 000 IE	Vitamin D_3 2 000 IE, Doppelherz
		Vitamin D_3 2 000 IE, Hevert
		Dekristolvit D_3 2 000 IE, Hübner
		Vitamin D_3 2 000 IE, tetesept
	2 500 IE	Vitamin D_3 2 500 IE, Abtei
	4 000 IE	Vitamin D_3 4 000 IE, Hevert
		Dekristolvit D_3 4 000 IE, Hübner
	5 000 IE	Vitamin D3/K2, Natural Elements
		Vitamin D_3 Depot 5 000 IE, Vitabay
	20 000 IE	Vitamin D_3 20 000 IE Depot, Vitamaze
		Vitamin D_3 Depot 20 000 IE, Vit4ever
		Vitamin D_3 Depot 20 000, Vitabay
Kapseln	1 000 IE	Vitamin D_3+K_2-Kapseln, Sanct Bernhard
	5 000 IE	Vitamin D 5 000 IE, Bariatric Fusion
	20 000 IE	Vitamin D_3 20 000 IE, Vita2You
Kautabletten	2 000 IE	Vitamin D 2 000 IE, Bariatric Advantage
	5 600 IE	Vitamin D-Loges 5 600 IE impuls, Dr. Loges
Lutschtabletten	5 000 IE	Vitamin D_3 5 000 IE, Celebrate

Darreichungsform	Pro Tablette/ Kapsel/ Tropfen	Produktname
Weichkapseln	2 000 IE	Vigantolvit 2 000 IE, Merck
	5 000 IE	Vitamin D_3 5 000 IE, Doctor's Best (enthält Gelatine)
	20 000 IE	Dekristol® 20 000 IE, Mibe (enthält Erdnussöl und Gelatine, ist rezeptpflichtig)
Tropfen	1 000 IE	D_3/K_2 Tropfen 1 000 IE, Feel Natural
		Vitamin D_3/K_2 1 000 IE, Natural Elements
		Vitamin D_3 + K_2 1 000 IE, Nature Love
		Vitamin D_3 K_2 1 000 IE, Vitamaze
	5 000 IE	Vitamin D_3 5 000 IE, Casida
		Vitamin D_3 5 000 IE, Nature by Glory Feel
		D_3 Tropfen 5 000 IE, Nature Love
		Vitamin D_3 5 000 IE, Vita2You

Besonders wirksam ist Vitamin D in Kombination mit Vitamin K_2.

Kalziumpräparate

Bislang wurde die Einnahme von Kalziumcitrat empfohlen, da dieses von Menschen mit weniger Magensäure besser aufgenommen werden soll. In den Empfehlungen der amerikanischen Fachgesellschaft (ASMBS) von 2017 wird jedoch nicht mehr zwischen Kalziumcitrat und Kalziumcarbonat unterschieden. Es wird allerdings empfohlen, Kalziumcarbonat zum Essen zu nehmen. Kalziumcitrat hingegen können

Sie zum Essen oder auch zwischen den Mahlzeiten einnehmen.

In der nachfolgenden Tabelle finden Sie eine Auswahl verschiedener Kalziumpräparate, aufgeteilt nach Inhaltsstoffen und Darreichungsformen. Wenn Sie ein Produkt mit Kalziumcarbonat verwenden, das gleichzeitig Citronensäure enthält, wie es beispielsweise bei den Brausetabletten der Fall ist, so wird durch diese Säure Kalziumcarbonat in Kalziumcitrat umgewandelt. Somit können Sie diese Produkte auch gut zwischen den Mahlzeiten einsetzen.

Kalzium können Sie besonders gut aufnehmen, wenn Sie es auf Portionen von jeweils nicht mehr als 500 mg aufteilen. Achten Sie bitte auch darauf, Kalzium nicht gemeinsam mit Eisen oder dem Multivitamin (enthält meist auch Eisen) einzunehmen, da Kalzium die Eisenaufnahme verringern kann. Zwischen der Kalzium- und der Eisenaufnahme sollte ein Zeitabstand von 2 Stunden sein. Hier die Empfehlung:

- Schlauchmagen, Magenbypass und Mini-Magenbypass: 1200–1500 mg Kalzium/Tag
- BPD/BPD-DS: 1800–2400 mg Kalzium/Tag

Beispiele für geeignete Kalziumpräparate

Darreichungsform	Kalzium pro Tablette/Kapsel/Stick	Produktname
Kalziumcitrat		
Kautabletten	500 mg + 500 IE Vitamin D	Calciumcitrat Kirsche, Bariatric Advantage
	500 mg + 200 IE Vitamin D	Calciumcitrat Soft Chews Fruit Punch, Bariatric Fusion
	500 mg + 500 IE Vitamin D	Calcium Citrate Soft Chews Orange, Celebrate
	500 mg + 500 IE Vitamin D	Calcium Soft Chews Zitrone, fitforme
Tabletten/Kapseln	500 mg	Calciumcitrat Kapseln, Vita World
	300 mg	Calciumcitrat, Warnke
Kalziumcarbonat mit Citronensäure		
Brausetabletten*	500 mg	Calcium Zitronengeschmack, altapharma (Rossmann)
	400 mg + 300 mg Magnesium + 5 µg Vitamin D (= 200 IE)	Magnesium + Calcium + D_3, Doppelherz
	400 mg + 245 mg Magnesium + 5 µg Vitamin D (= 200 IE) + 37 mg Vitamin C	Magnesium + Calcium + D_3, Kneipp
	400 mg	Calcium, Mivolis (dm)

Darreichungsform	Kalzium pro Tablette/Kapsel/Stick	Produktname
Kautablette	700 mg + 10 µg Vitamin D (= 400 IE) + 37,5 µg Vitamin K	Calcium 1400 + Vitamin D + Vitamin K, Abtei
	500 mg + 12,5 µg Vitamin D (= 500 IE) + 37,5 µg Vitamin K	Calcium +D_3 + K_2, Doppelherz
	500 mg + 1000 IE Vitamin D	Calcimed® D_3 500 mg/1000 IE, Hermes
Sticks	600 mg Calcium + 300 mg Magnesium + 5 µg Vitamin D (= 200 IE)	Magnesium +Calcium + D_3 direkt, Doppelherz
	400 mg + 10 µg Vitamin D (= 400 IE)	Calcium Verla® direkt Granulat, Verla-Pharm
Kalziumcarbonat		
Kautabletten	500 mg + 1000 IE Vitamin D	Calcium-Sandoz® D Osteo, Hexal
	500 mg	Calcium-ratiopharm®-500 mg, ratiopharm
	600 mg + 400 IE Vitamin D	Calcium D_3, STADA
Tabletten/Kapseln	600 mg + 5 µg Vitamin D (= 200 IE) + 40 µg Vitamin K	Calcium + Vitamin D_3, Doppelherz
	400 mg Calcium + 10 µg Vitamin D_3 (= 400 IE)	Calcium + Vitamin D_3, Sanct Bernhard
	600 mg	Calcium Verla® 600 mg, Verla-Pharm

* Brausetabletten sprudeln stark. Bitte Getränk abstehen lassen oder rühren.

Eisenpräparate

Eisen ist ein kritischer Nährstoff insbesondere bei Magenbypass, Mini-Magenbypass und BPD/BPD-DS, da hier aufgrund der Umgehung des Zwölffingerdarms der Hauptaufnahmeort des Eisens ausgeschaltet wurde. Deshalb müssen Sie Eisen in höherer Dosierung einnehmen, damit Sie gut damit versorgt sind. Hier die Empfehlungen der amerikanischen Fachgesellschaft:

- 18 mg Eisen/Tag für Männer und Patienten und Patientinnen ohne Anämie
- 45–60 mg Eisen bei Magenbypass, Schlauchmagen, Mini-Magenbypass oder BPD/BPD-DS und für Frauen mit Menstruation (inklusive des im Multivitamin enthaltenen Eisens)

Denken Sie daran, dass auch im Multivitaminpräparat oft Eisen enthalten ist. Dies trägt ebenfalls zur täglichen Zufuhr bei. Nehmen Sie Ihr Eisen nicht zusammen mit Kalzium ein, hier sollte es einen Zeitabstand von 2 Stunden geben.

Sollten Sie bei einem Magenbypass, Mini-Magenbypass oder BPD-/BPD-DS einen Eisenmangel entwickeln, so benötigen Sie voraussichtlich eine Eiseninfusion, um diesen Mangel zu beheben. Beim Schlauchmagen kann, da der Zwölffingerdarm nicht umgangen wurde, ein Eisenmangel mit Tabletten therapiert werden. Bitte besprechen Sie dies mit Ihrem Adipositas-Zentrum.

Beispiele für geeignete Eisenpräparate

Darreichungsform	Eisen pro Tablette/Kapsel/Stick	Produktname
Brausetabletten*	14 mg	Eisen + Vitamine, altapharma (Rossmann)
	7 mg	Eisen + Vitamin C, Mivolis (dm)
flüssig	20 ml = 14 mg Eisen	Eisen Vital flüssig, Doppelherz
	15 ml = 12 mg Eisen	Floradix mit Eisen, Kräuterblut
Kapseln	20 mg	Eisen + Vitamin C, Sanct Bernhard
	20 mg	Eisen Kapseln, The Nutri Store
Kautabletten	28 mg	Eisen, Bariatric Advantage
	45 mg	Eisen Soft Chews 45, Bariatric Fusion
	30 mg	Eisen 30 Plus Vitamin C, Celebrate
	2 Gummibärchen = 14 mg	Eisen Gummibärchen, Weight World
Sticks	14 mg	Eisen-Femin direkt, Doppelherz
	14 mg	Eisen Direkt 14 mg, Medicom
	14 mg	Eisen + Folsäure + Vitamin C Direkt, taxofit
	10 mg	Eisen Verla® plus direkt, Verla-Pharm
Beutel	Beutel mit 5 mg in Wasser auflösen	Ferrotone®

Darreichungsform	Eisen pro Tablette/ Kapsel/Stick	Produktname
Tabletten	28 mg	Ferro Optimum, fitforme
	30 mg	Eisen aktiv 30 mg, Greenfood
	20 mg	Eisen + Vitamin C, natural elements
	20 mg	Eisen Vitamin C, naturally
	50 mg	Eisentabletten ratiopharm
	35 mg	Eisen Verla® 35 mg, Verla-Pharm

* Brausetabletten sprudeln stark. Bitte Getränk abstehen lassen oder rühren.

Zinkpräparate

Alle Patienten und Patientinnen sollen nach einer Adipositas-OP Zink supplementieren. Die empfohlene Menge hängt von der Art der OP ab.

- Schlauchmagen: 8–11 mg/Tag, ist mit 100 % der empfohlenen täglichen Zufuhr im Multivitaminpräparat enthalten
- Magenbypass und Mini-Magenbypass: 8–22 mg/Tag, ist mit 100–200 % der empfohlenen täglichen Zufuhr im Multivitaminpräparat enthalten
- BPD/BPD-DS: 16–22 mg/Tag, ist mit 200 % der empfohlenen täglichen Zufuhr im Multivitaminpräparat enthalten

Sollte Ihr Multivitaminpräparat nicht ausreichend Zink enthalten, so können Sie Zinkpräparate zur Ergänzung einnehmen. In der nachfolgenden Tabelle finden Sie eine kleine Auswahl von Zinkpräparaten in unterschiedlichen Darreichungsformen. Auch diese Liste erhebt keinen Anspruch auf Vollständigkeit.

Beispiele für geeignete Zinkpräparate

Darreichungsform	Zutaten pro Tablette/Kapsel	Produktname
Lutschtabletten	5 mg Zink + 60 mg Vitamin C	Biolectra® Zink
	3 mg Zink + 30 mg Vitamin C	Unizink® Lutschpastillen, Köhler
	5 mg Zink + 60 mg Vitamin C	Zink-Immun, Sanct Bernhard
	5 mg Zink + 30 mg Vitamin C	Zinkletten Verla® Himbeere, Verla-Pharm
Brausetabletten*	25 mg Zink	Zink AL 25 mg, Aliud Pharma
	10 mg Zink	Zinkit® 10 Brausetabletten, Wörwag
Tabletten/Kapseln	15 mg Zink	Zink + Histidin, Abtei
	15 mg Zink + 20 mg Vitamin C	Zink + C, Doppelherz (vegan)
	15 mg Zink	Zinkamin-Falk® 15 mg
	10 mg Zink	Unizink 50®, Köhler
	15 mg Zink + 40 mg Vitamin C	Zink-Loges® concept 15 mg
	10 mg Zink	Zink Verla® 10 mg
	15 mg Zink	Zink Amino-Chelat 15 mg, Vitabay

Darreichungsform	Zutaten pro Tablette/Kapsel	Produktname
Sticks	10 mg Zink + 50 mg Histidin + 50 µg Selen + 20 µg Vitamin D (=800 IE)	Biolectra® Immun Zink + Selen + Vitamin D_3
	10 mg Zink + 50 µg Selen + 50 mg Histidin + 100 mg Vitamin C	Abwehr aktiv Zink + Selen + Histidin + Vitamin C, Doppelherz
	10 mg + 25 mg Histidin + 180 mg Vitamin C	Zink-Sandoz® direkt Beutel

* Brausetabletten sprudeln stark. Bitte Getränk abstehen lassen oder rühren.

Wie nehme ich meine Supplemente nun am besten ein?

Die nachfolgenden Übersichten sollen Ihnen die regelmäßige Einnahme der Supplemente erleichtern.

Schlauchmagen und Magenbypass

Tageszeit	Supplement	Bemerkung
morgens	Multivitamin (200 %)	
vormittags	1 × Eisen	Wenn Ihr Multivitaminpräparat genügend Eisen enthält, benötigen Sie kein zusätzliches.
nachmittags	1 × Kalzium (500 mg)	
spät	1 × Kalzium (500 mg)	

Tageszeit	Supplement	Bemerkung
zusätzlich	1 × /Tag Vitamin D (mind. 3000 IE)	Wenn Ihr Multivitaminpräparat genügend Vitamin D enthält, benötigen Sie kein zusätzliches.
	1 ×/Monat Vitamin-B_{12}-Spritze (oder täglich sublingual)	

Mini-Magenbypass

Tageszeit	Supplement	Bemerkung
morgens	Multivitamin (200 %)	
vormittags	1 × Eisen	Wenn Ihr Multivitaminpräparat genügend Eisen enthält, benötigen Sie kein zusätzliches.
nachmittags	1 × Kalzium (500 mg)	
spät	1 × Kalzium (500 mg)	
zusätzlich	1x/Tag Vitamin D (mind. 3000 IE)	Wenn Ihr Multivitaminpräparat genügend Vitamin D enthält, benötigen Sie kein zusätzliches.
	1 ×/Monat Vitamin-B_{12}-Spritze (oder täglich sublingual)	

BPD/BPD-DS

Tageszeit	Supplement	Bemerkung
morgens	Multivitamin (200 %)	
vormittags	1 × Eisen	Wenn Ihr Multivitaminpräparat genügend Eisen enthält, benötigen Sie kein zusätzliches.
mittags	1 × Kalzium (500 mg)	
nachmittags	1 × Kalzium (500 mg)	
abends	1 × Kalzium (500 mg)	
spät	1 × Kalzium (500 mg)	
zusätzlich	1x/Tag Vitamin D (mind. 3000 IE)	Je nach Laborwert muss die Vitamin-D-Supplementation angepasst werden. Sprechen Sie bitte hierzu mit Ihrem Adipositas-Zentrum.
	1 ×/Monat Vitamin-B_{12}-Spritze (oder täglich sublingual)	

Laboruntersuchungen

Die Nachsorge ist ein wichtiger Bestandteil der Betreuung nach der Adipositas-OP. Hier sehen Sie, wann welche Untersuchungen anstehen.

Jeder Patient und jede Patientin sollte im ersten Jahr nach der OP nach 1, 3, 6 und 12 Monaten Nachsorgetermine im Adipositas-Zentrum wahrnehmen. Dann erfolgt die Nachsorge noch einmal pro Jahr. Hierbei werden Körpergewicht, Bauch- und Hüftumfang bestimmt, es gibt gegebenenfalls eine Ultraschaluntersuchung des Oberbauchs sowie eine Ernährungsberatung, in der die Proteinaufnahme und die Einnahme der Supplemente ausführlich besprochen werden. Des Weiteren werden gesundheitliche Fragen und mögliche Probleme, wie beispielsweise aktuelle Laborwerte, geklärt.

Für die Nachsorge gibt es allerdings keine Abrechnungsziffern, weder für die ärztliche Leistung, die Laborleistung noch die Ernährungsberatung nach der

OP. Somit ist es durchaus möglich, dass Sie die Laborkosten für die Vitamin- und Mineralstoffuntersuchungen selbst tragen müssen.

Nach Magenbypass, Mini-Magenbypass und BPD-/BPD-DS besteht ein sogenanntes Malabsorptionssyndrom, also eine verschlechterte Aufnahme der Nährstoffe aufgrund der Umgehung des Darms. Hierfür gibt es Diagnoseschlüssel wie

- Z98.0 Zustand nach intestinalem Bypass oder intestinaler Anastomose oder
- K90.9 Intestinale Malabsorption.

Eventuell können in diesem Fall die Laborkosten über Ihre Krankenkasse abgerechnet werden. Besprechen Sie dies bitte mit Ihrem Arzt bzw. Ihrem Adipositas-Zentrum.

Die Bestimmung spezieller Laborwerte ist wichtig, um festzustellen, ob Sie ausreichend mit den Nährstoffen versorgt sind. So lässt sich eine mögliche Unterversorgung relativ schnell erkennen und beheben. Im Folgenden lesen Sie, welche speziellen Blutwerte Sie nach Ihrer Operation bestimmen lassen sollten. Weitere Blutuntersuchungen, die sonst routinemäßig bei Ihnen durchgeführt werden, besprechen Sie mit Ihrem Arzt.

Die Referenzwerte sind zum Teil labor- und auch methodenabhängig, weshalb Sie hierzu auch unterschiedliche Angaben finden können. Die in der

Tabelle angegebenen Werte können deshalb von den Referenzwerten Ihres Labors abweichen. Genaue Informationen zu Ihren Blutwerten und den dazugehörenden Normwerten finden Sie immer auf Ihrem Laborausdruck, direkt bei dem bestimmten Parameter.

Bitte passen Sie die Supplemente bei einem bestehenden Mangel nicht selbst an. Bei der Therapie eines Nährstoffmangels sollten die Laborwerte in kürzeren Abständen kontrolliert werden. Sprechen Sie darüber mit Ihrem Adipositas-Zentrum.

Empfohlene Bestimmung von Laborwerten nach der Adipositas-OP

Labor	Anmerkungen	Wann	Referenzbereich*
Klinische Chemie	Hierzu gehören: Blutbild, Elektrolyte, Glukose, Nierenwerte, Blutfette, Leberenzyme	im 1. Jahr nach 6 und 12 Monaten, dann jährlich	
Eisen	Bestimmung von Ferritin und Transferrinsättigung	im 1. Jahr nach 6 und 12 Monaten, dann jährlich, bei menstruierenden Frauen halbjährlich	Ferritin: Männer: 30–400 µg/ml Frauen vor Menopause: 13–150 µg/ml Frauen nach Menopause: 30–400 µg/ml Transferrinsättigung: 16–45 %

Labor	Anmerkungen	Wann	Referenzbereich*
Thiamin (Vitamin B_1)	Bei wiederholtem Erbrechen messen. Dieses tritt meist in den ersten 3 Monaten nach der OP auf.	jährlich	28–85 µg/l
Vitamin B_{12}	zusätzliche Bestimmung von Holo-Transcobalamin (aktives Vitamin B_{12}) bei Werten im Graubereich	jährlich	‹ 200 ng/l = Mangel 200–400 ng/l = Graubereich › 400 ng/l = gute Versorgung
Vitamin D	Bestimmung von 25-OH-Vitamin, Parathormon und alkalischer Phosphatase	im 1. Jahr nach 6 und 12 Monaten, dann jährlich	Vitamin D: 30–100 µg/l Parathormon intakt: 15–65 pg/ml Alkalische Phosphatase (AP): Männer: 40–129 U/l Frauen 35–105 U/l
Vitamin A, E und K	Mangel kann insbesondere nach Mini-Magenbypass und BPD/BPD-DS auftreten	jährlich	Vitamin A: 0,3–0,7 mg/l Vitamin E: 5–18 mg/l Vitamin K: 110–1150 ng/l
Zink	Mangel kann insbesondere nach Magenbypass, Mini-Magenbypass und BPD/BPD-DS auftreten	jährlich	Zink: 70–150 µg/dl im Serum

* Der Referenzbereich ist teilweise labor- und methodenabhängig, genaue Angaben finden Sie auf dem Ausdruck Ihrer Blutwerte.

Register

Liebe Leserin, lieber Leser,

hat Ihnen dieses Buch weitergeholfen? Für Anregungen, Kritik, aber auch für Lob sind wir offen.
So können wir in Zukunft noch besser auf Ihre Wünsche eingehen.
Schreiben Sie uns, denn Ihre Meinung zählt!

Ihr TRIAS Verlag

https://kundenservice.thieme.de | Lektorat TRIAS Verlag, Postfach 30 05 04, 70445 Stuttgart

/trias.tut.mir.gut /trias_verlag /triasverlag

www.trias-verlag.de/newsletter

Bibliografische Information der Deutschen Nationalbibliothek
Die Deutsche Nationalbibliothek verzeichnet diese Publikation in der Deutschen Nationalbibliografie; detaillierte bibliografische Daten sind im Internet über http://dnb.d-nb.de abrufbar.

Programmplanung: Uta Spieldiener
Redaktion: Anne Bleick
Bildredaktion: Christoph Frick
Covergestaltung: © Thieme
Layout: CYCLUS · Visuelle Kommunikation, Stuttgart

Bildnachweis
Umschlagmotiv und Bild S. 3: ©Thieme/Parthena Loenicker
AutorInnenfoto: Ronald Wissler Visuelle Kommunikation
Inhalt: © M. Bergmann / Thieme
Zeichnungen: Christine Lackner, Ittlingen

2. Auflage 2023

TRIAS Verlag in Georg Thieme Verlag KG, Rüdigerstraße 14, 70469 Stuttgart, Germany
www.trias-verlag.de

1. Auflage 2018

Printed in Germany

Satz: Reemers Publishing Services GmbH, Krefeld
Druck: AZ Druck- und Datentechnik, Kempten

ISBN 978-3-432-11710-2
Auch erhältlich als E-Book:
eISBN (ePub) 978-3-432-11711-9

1 2 3 4 5 6

Wichtiger Hinweis: Wie jede Wissenschaft ist die Medizin ständigen Entwicklungen unterworfen. Forschung und klinische Erfahrung erweitern unsere Erkenntnisse. Ganz besonders gilt das für die Behandlung und die medikamentöse Therapie. Bei allen in diesem Werk erwähnten Dosierungen oder Applikationen, bei Rezepten und Übungsanleitungen, bei Empfehlungen und Tipps dürfen Sie darauf vertrauen: Autoren, Herausgeber und Verlag haben große Sorgfalt darauf verwandt, dass diese Angaben dem Wissensstand bei Fertigstellung des Werkes entsprechen. Rezepte werden gekocht und ausprobiert. Übungen und Übungsreihen haben sich in der Praxis erfolgreich bewährt.
Eine Garantie kann jedoch nicht übernommen werden. Eine Haftung des Autors, des Verlags oder seiner Beauftragten für Personen-, Sach- oder Vermögensschäden ist ausgeschlossen.
Marken, geschäftliche Bezeichnungen oder Handelsnamen werden nicht in jedem Fall besonders kenntlich gemacht. Aus dem Fehlen eines solchen Hinweises kann nicht geschlossen werden, dass es sich um einen freien Handelsnamen handelt.

TRIAS, einer der führenden Ratgeberverlage im Bereich Gesundheit, gehört zur Thieme Gruppe, marktführender Anbieter medizinischer Fachinformationen und Services. Anspruch der Thieme Gruppe ist es, den im Gesundheitswesen tätigen Berufsgruppen sowie allen an Gesundheit Interessierten genau die Informationen und Angebote bereitzustellen, die sie in einer bestimmten Arbeitssituation oder Lebensphase benötigen. Durch die hohe Qualität und zielgruppenspezifische Relevanz der angebotenen Leistungen bereitet Thieme den Weg für eine bessere Medizin und mehr Gesundheit im Leben.

Thieme